Orbis

Hannes Lindemann

# Autogenes Training

## Der bewährte Weg zur Entspannung

Orbis Verlag

Bearbeitet von Dr. Ilse-Doris Lindemann

Sonderausgabe 1997 Orbis Verlag für Publizistik GmbH, München


Zeichnungen: Brigitta Borchert-Scheide/Fred Butzke
Gesamtherstellung: Graph. Großbetriebe, Pößneck

ISBN 3-572-00817-4

# Inhalt

# Vorwort

Unsere Gesundheit ist heute mehr denn je gefährdet. Wir müssen uns – trotz aller Erleichterungen, die uns von Staat, Ländern, Kommunen, Versicherungsträgern, Wohlfahrtsverbänden usw. zuteil werden – auch selbst um ihre Kräftigung bemühen. Denn: »Ein weiser Mensch sollte erkennen, daß die Gesundheit sein wertvollster Besitz ist und lernen, wie er seine Krankheiten nach seinem eigenen Urteil behandeln kann«, sagt Hippokrates. Dazu bedürfen wir jedoch einiger Hilfen. Das Autogene Training ist eine solche Hilfe, Therapie- und Lebenshilfe zugleich.

Das vorliegende Buch ist für alle bestimmt, die an einem Kursus für Autogenes Training teilnehmen oder gern teilnehmen wollen. Derartige Kurse sollten vorzugsweise von Ärzten oder Diplompsychologen durchgeführt werden. Aber diese Forderung wird nicht immer erfüllt und ist manchmal wohl auch gar nicht erfüllbar. Ein Blick in die Vorlesungsverzeichnisse der Volkshochschulen zeigt, daß durchaus nicht alle Kursleiter des Autogenen Trainings Mediziner oder Psychologen sind. Und Fachleute dieser Art sind natürlich auch nicht die Krankengymnastinnen, Yogalehrer und andere Ausbilder, die ein paar Grundübungen des Autogenen Trainings in ihre Entspannungskurse eingebaut haben. In jedem meiner Kurse gibt es Teilnehmer, die bereits über einige auf diese Weise erworbene Kenntnisse verfügen. Darüber hinaus haben viele vergebens versucht, das Autogene Training im Selbststudium zu erlernen – oftmals anhand von Büchern, die für Ärzte bestimmt sind. Verlag und Autor erschien es daher angezeigt, ein ausführliches und leicht verständlich geschriebenes Übungsbuch für das Autogene Training herauszubringen. Sie sind sich darüber einig, daß es wünschenswert bliebe, wenn sich der Leser dieses Buch in Zusammenarbeit mit einem Arzt/

Psychologen oder in einem Kurs erarbeitet. Wenn dazu jedoch keine Möglichkeit besteht, ist es für ihn sicher besser, er übt selbständig mit Hilfe dieses Buches als überhaupt nicht. Das Buch bietet diesen Autodidakten klare Anweisungen und Verhaltensregeln, so daß ein erfolgreiches Erlernen des Autogenen Trainings gewährleistet ist.

Seit seinem ersten Erscheinen hat das Buch viele Auflagen erlebt und ist in zwölf Sprachen übersetzt worden – ein Zeichen, daß es von den Übenden in aller Welt freundlich aufgenommen wurde. Die vorliegende veränderte Neuauflage berücksichtigt neueste Entwicklungen und in jüngster Zeit gewonnene Erkenntnisse.

# Eine Lebenshilfe für jedermann

## Der Mensch – eine »Fehlkonstruktion«?

Trotz aller Erfolge der Medizin – die Zahl der Kranken will nicht sinken. Rund zwei Drittel aller Leiden und Erkrankungen sind seelisch bedingt oder mitbedingt. Kein Wunder: Durch das schnelle Arbeits- und Lebenstempo der heutigen Zeit, durch die ständig wachsende seelische Belastung auf der einen Seite und die abnehmende körperliche Bewegung auf der anderen werden höhere Anforderungen an Psyche und Konstitution des Menschen gestellt als früher.

In manchen Betrieben können die Maschinen nicht auf Hochtouren laufen, weil der Mensch mit ihrem Tempo nicht mithalten kann. Er ist im technischen Zeitalter vielfach zur Bremse geworden. Deshalb ist auch schon das Wort vom Menschen als »Fehlkonstruktion« gefallen.

Dem modernen Menschen wird viel aufgebürdet, gewiß – aber zusätzlich halst er sich selbst unnötige Lasten auf, die seiner Gesundheit schaden. Er hetzt sich und seine Umgebung, wird sich und seinem Umfeld zur Bürde, mit anderen Worten: er streßt sich selber.

Über kurz oder lang sind gesundheitliche Störungen die Folge; sie unterwühlen den letzten noch verbliebenen Rest von Gesundheit. Ein Teufelskreis! Er wird auch nicht durch noch so gute Medikamente durchbrochen werden können. Ob es die vegetative Dystonie ist, die der Volksmund schlicht Nervosität nennt, oder ob es Verhaltensstörungen im Sinne von Neurosen sind, ob sogenannte Zivilisationskrankheiten oder eine einfache Verstopfung – es handelt sich um Störungen, zu deren Heilung oder Linderung Arzt und Patient zusammenarbeiten müssen.

Hier bietet sich das Autogene Training (AT) als gute Methode an, als ein Weg zur Leistungssteigerung und Gesundung oder einfach als eine Möglichkeit, das Leben erträglich zu machen. Das AT hilft dem »falsch konstruierten« Menschen, sich an das technologische Zeitalter anzupassen.

## Eine wissenschaftliche Methode

Infolge der allgemeinen Verflachung des Lebens und des Verlustes fundamentaler Werte fühlen sich viele Menschen zum AT hingezogen. Sie spüren intuitiv, daß ihnen diese Methode physisch und psychisch Halt und Hilfe geben kann. Aber sie haben oft falsche Vorstellungen von ihr. Nur wenige wissen, daß es sich um eine wissenschaftliche Methode handelt, um eine milde Art der Selbsthypnose, mit der die Kraft der Vorstellung auf den Körper übertragen werden soll. Der bildhaften Vorstellung von der Schwere beispielsweise folgt das Gefühl der Schwere, bis sich nach kurzer Zeit der Zustand der nachweisbaren Schwere als Ausdruck der Muskelentspannung einstellt. Die Übertragung vom Psychischen auf das Körperliche ist nur möglich, weil Leib und Seele eine Einheit bilden. Der Mensch ist ein »beseelter Organismus«.

Beeinflussung des Körpers durch die Macht der Vorstellung also. Das geschieht – wie der Schöpfer dieser Methode, der Nervenarzt J. H. Schultz, betont – in »konzentrativer Selbstentspannung«, von der im nächsten Kapitel die Rede sein wird.

Nahezu jeder – ausgenommen Kleinkinder – kann das AT erlernen, vorausgesetzt, er trainiert und konzentriert sich auf Ruhe und Entspannung. Wer sich dann mit Hilfe des AT von seinen Sorgen und Problemen lösen kann, wird den Teufelskreis der modernen Leiden und Störungen durchbrechen. Er wird Erfolg haben. Viele Kursteilnehmer haben sich durch das AT von jahrelangen Beschwerden aus eigener Kraft befreit. Sie haben Schmerzen und Gebrechen, Ängste und Beklemmungen, Befangenheit und Lampenfieber und viele andere Beschwernisse, die sie vorher von Arzt zu Arzt führten, selbst überwunden.

Für sie waren das ähnliche Höchstleistungen wie die, die ich in einem anderen Bereich dank des AT erzielt habe. Aus meinem

Abenteuer kann man ersehen, wie mannigfaltig diese Methode der Selbstbeeinflussung dem hilft, der sie gezielt und systematisch anwendet.

## Ein Selbstexperiment

Als ich 1952 in Casablanca arbeitete, lernte ich den französischen Kollegen Alain Bombard kennen, der vorgab, als »freiwilliger Schiffbrüchiger« in einem Schlauchboot ohne jegliche Lebensmittel und Trinkwasservorräte über den Atlantik segeln zu wollen. Er propagierte unter anderem einen sehr gefährlichen Satz: Schiffbrüchige dürften Seewasser trinken.

Da sich damals keine Stimmen erhoben, die diesen todbringenden Theorien widersprachen, fühlte ich mich als Arzt und Segler herausgefordert, sie durch einen Selbstversuch zu widerlegen. Gesegelt war ich schon während meiner Schulzeit in Ratzeburg, später auch allein – in der Seglersprache »einhand« – auf dem Atlantik.

Es ging mir dabei durchaus nicht nur um die Salzwasserfrage; auch andere Schiffbrüchigenprobleme, wie zum Beispiel die der Ernährung, der körperlichen Gesunderhaltung und der Vermeidung von Gefahren auf hoher See beschäftigten mich. Zu jener Zeit waren die Sicherheitsvorkehrungen für Besatzung und Passagiere von Schiffen unzureichend. Das war mir von mehreren Schiffsreisen her nur zu gut bekannt.

Als Fahrzeug wählte ich für mein Experiment einen westafrikanischen Einbaum, ein Kru-Kanu, weil ich inzwischen in Liberia arbeitete. In dieser Nußschale bin ich dann 1955 in 65 Tagen über den großen Teich gesegelt und weiter nach meinem Endziel Haiti, der Schwesterrepublik Liberias. Natürlich war ich froh, heil und gesund drüben angekommen zu sein, aber je mehr Abstand ich zu dieser Fahrt gewann, desto unzufriedener fühlte ich mich – zwar hatte ich wichtige Erfahrungen im Überleben auf hoher See sammeln dürfen, doch war mir eins nicht geglückt: die Meisterung der psychischen Probleme einer solchen Fahrt. Ich hatte mich physisch, technisch und navigatorisch sorgfältig vorbereitet, psychisch hingegen nicht. Dadurch war ich in eine äußerst gefahrvolle Krisensituation geraten, die auch unglücklich hätte enden können. Mir war bekannt, daß mehr Schiffbrüchige aus Panik, Angst und Verzweiflung ums Leben gekommen sind als durch körperliche Not, daß die Psyche im allgemeinen schneller aufgibt als der Körper. So fragte ich mich, wie man die Psyche beeinflussen oder sogar zur Mithilfe gewinnen kann. Das AT war die Antwort. Es sollte meine »Geheimwaffe« werden.

Für viele unverständlich, beschloß ich daher, eine neuerliche Fahrt zu unternehmen. Es wäre witzlos gewesen, das gleiche Boot zu benutzen. Vielmehr mußte es ein noch kleineres sein. Es gab nur eins auf dem Markt: ein Serienfaltboot. In diesem bis heute absolut kleinsten Boot, das je den Atlantik überquerte, wollte ich dieses Wagnis eingehen.

## Im Serienfaltboot über den Atlantik

Durch meine Erfahrungen mit dem Einbaum war ich in der Lage, ein für das Meer völlig ungeeignetes Faltboot so umzubauen und zu verstärken, daß sich meine Chancen, das Abenteuer heil zu überstehen, erheblich erhöhten. Es kam jetzt auf mich an.

Wichtig erschien mir, mein Vorhaben unter Ausschluß der Öffentlichkeit durchzuführen. Außer einer Handvoll Freunde wußte niemand von diesem Plan, auch meine Eltern nicht. Und verheiratet war ich damals noch nicht. Jeden Pfennig des Unternehmens bezahlte ich selbst. All das gab mir eine Freiheit der Entscheidung, die mich unabhängig machte und aus der mir Kraft zufloß. Es gehörte viel Selbstzucht dazu, das Programm des körperlichen und psychischen Trainings durchzuhalten, um – wie es so schön heißt – meines »Mutes Herr« zu werden. Alle meine Vorgänger hatten ihren Wagemut mit dem Leben bezahlt.

Wer ein solches Abenteuer beginnt, muß wissen, was er sich überhaupt zumuten kann. Er muß die Grenzen kennen, seine eigenen und die des Bootes. Eine weitere Voraussetzung war für mich der Glaube – in doppelter Hinsicht. Der feste Glaube an das Gelingen ist der erste Schritt zur Verwirklichung; das gilt für jedes Unternehmen. Positive Gedankengänge beruhigen und entspannen überdies. Glaube bedeutet Kraftgewinn. Aber der religiöse Glaube und das

Beten erschienen mir zu passiv; ich brauchte mehr: die aktive Mithilfe des Unbewußten, eine gezielte Therapie gegen die zu erwartenden Schwächezustände. Hier sollte mir das AT helfen.

## Ich schaffe es

Da ich das AT beherrschte, ging ich erst sechs Monate vor dem beabsichtigten Abfahrtstermin dazu über, mir den ersten »formelhaften Vorsatz«, wie Schultz die Autosuggestionsformeln nennt, einzuverleiben, in tiefere seelische Schichten hineinzubilden: Ich schaffe es. Wenn ich abends während des Trainings einschlief, war der letzte Gedanke: Ich schaffe es. Und morgens konzentrierte ich mich als erstes darauf. Auch während des Tages trainierte ich noch einmal am frühen Nachmittag in der bewährten Form.

Nun ist es aber mit jeder Suggestionsformel so bestellt, daß man sie sich auch zwischen den Übungen immer wieder vorsagen kann und sollte – beim Gehen, Sitzen, Essen, bei allen passenden und unpassenden Gelegenheiten. Man lebt mit dem Vorsatz, man identifiziert sich mit ihm, so daß er zur zweiten Natur wird und jede Zelle des Körpers von diesem »Ich schaffe es« erfüllt ist. Er wird zum »Lebensinhalt«.

Nach etwa dreiwöchigem Leben mit dem Vorsatz »Ich schaffe es« »wußte« ich, daß ich die Fahrt heil überstehen würde. Immer wieder hatte ich versucht, mein Unbewußtes zu aktivieren, um im Traum oder als »innere Stimme« eine Antwort auf die Frage zu erhalten: Ist die Fahrt auch moralisch gerechtfertigt? Komme ich heil an? Die Antwort war ein »kosmisches Sicherheitsgefühl«, eine kosmische Geborgenheit, die der religiösen sehr ähnlich, vielleicht sogar mit ihr identisch ist. Erst als ich von diesem Gefühl durchdrungen war und getragen wurde, entschied ich mich endgültig, die Fahrt zu unternehmen.

Während der Überquerung kam dieser Vorsatz automatisch immer dann wieder zum Vorschein, wenn Krisen zu überwinden waren. Vor allem bei der ersten Kenterung berührte es mich schmerzhaft, wenn der Vorsatz »Ich schaffe es« plötzlich aus dem Dunkel auftauchte, mich führte, aufwühlte und mich fast berauschte.

Noch zwei andere formelhafte Vorsätze mußte ich mir zu eigen machen, wie in dem Buch »Allein über den Ozean« nachzulesen ist. Gegen die zu erwartenden Halluzinationen hatte ich mich mit ihrer Hilfe so sensibilisiert, daß ich wach wurde, hellwach, wenn mich Halluzinationen überfielen.

Diese Vorsätze wirkten wie ein seelisches Stützgerüst in den bedrohlichsten Stunden der Fahrt, vor allem, als ich am 57. Tag kenterte und eine lange Sturmnacht auf dem glitschigen Boot liegen mußte, ehe ich es im Morgengrauen wieder aufrichten konnte.

Wie tief im Unbewußten solche formelhaften Vorsätze aber verankert werden können, zeigt die folgende Anwendung.

## Kurs West

Mein entscheidender vierter Vorsatz lautete: »Kurs West«. Bei dem leisesten Ausscheren aus dem Westkurs sollte er automatisch in mir erklingen: Kurs West. Es durfte nicht erst ein Riesenbrecher übers Deck waschen und mich aus einem Schlafmangeldelirium herausreißen.

Während der letzten achtzehn Tage hatte ich steife und stürmische Passatwinde. Das Schlafdefizit wurde unerträglich groß. Illusionäre Verkennungen spiegelten mir etwas vor, was nicht da war – kinetische Trugschlüsse. In dieser stürmisch-rohrenden Umgebung hörte ich nun häufig, wie die vorbeirauschenden Brecher mir lautmalerisch zuriefen: Wescht oder Wessst. Es war dies der Vorsatz »Kurs West«, der sich in mir rührte. Dann blitzten Halluzinationen aus der Tiefe auf. So sah ich einen Afrikaner, mit dem sich ein Scheingespräch entspann: »Wohin fahren wir?« »Zu meinem Boß.« »Wo wohnt dein Boß?« »Im Westen«, antwortete der Schwarze. Das Wort Westen machte mich sofort wach, sogleich schaute ich auf den Kompaß, um den Kurs zu korrigieren.

Dieses Beispiel zeigt, wie formelhafte Vorsätze selbst Halluzinationen durchbrechen können. Ein Novum in der Medizin. Es zeigt aber auch, daß formelhafte Vorsätze so stark wie posthypnotische Suggestionen wirken können.

Noch nie hatte sich ein Mensch so spitzfindig für ein Abenteuer vorbereitet. Auch ich wußte damals nicht, wie sich die formelhaften Vorsätze später auf dem Meer auswirken würden. Aber gerade an diesem Beispiel läßt sich erkennen, wie hilfreich, wie lebensrettend sie unter Umständen sein können. In Fällen, in denen es um das nackte Überleben geht, sollte es seit diesem Selbstexperiment Pflicht sein, das AT vorbeugend anzuwenden.

Jeder kann sich in der Entspannung des AT solche Vorsätze einbauen. Auch der Alltag bietet genügend Situationen, in denen sie helfen können. Mit Sicherheit aber kann jeder sie zur Abrundung seines Persönlichkeitsprofils gebrauchen.

## Autogenes Training im Seelenverkäufer

Das Schultzsche Training kann überall praktiziert werden, auch in einem winzigen Boot. Selbstverständlich habe ich wie jeder Hochleistungssportler mehrfach am Tage im »Seelenverkäufer« trainiert. Das war einfach unerläßlich. Man stelle sich einmal vor: 72 Tage sitzend, Tag und Nacht. Da mußte es zu Sitzgeschwüren kommen. Also zauberte ich mir regelmäßig, vermehrt jedoch bei stürmischem Wetter, das Wärmegefühl auf die posterioren Flächen – die leichteste Übung des AT.

Mein »Achtersteven« blieb auf diese Weise von Sitz- und Salzwassergeschwüren verschont. Aber das hatte noch andere Gründe. Wer sich autogen entspannt, spart Kraft und Kalorien; er lebt ökonomischer als der verkrampfte Mensch. Tiefstes Entspannen führt zu Wohlbehagen. Wer sich richtig entspannen kann, vergißt seine naturgegebene Angst. Das Schlafbedürfnis nimmt ab, die Sitzunruhe läßt nach, man sitzt so entspannt, daß es nicht so schnell zu Sitzbeschwerden kommt.

Sowohl beim Segeln als auch beim AT und sogar beim Schlafen mußten die Füße die Ruderkabel bedienen. Der Anfänger wird beides – steuern und AT – nicht schaffen. Für den Erfahrenen hingegen ist das eine Selbstverständlichkeit; ihm ist alles zum Reflex geworden, zu einer erlernten Reaktion.

Das AT hat vor der Überquerung meine Stimmung gehoben; es hat während der Tortur Ängste, Sorgen und Schmerzen, aber auch noch mancherlei andere Beschwernisse gelindert und vertrieben und mich das schwierigste Problem dieser Fahrt, das Schlafproblem, einigermaßen gut überwinden lassen. Es hat mir dieses Abenteuer praktisch erst ermöglicht; ich verdanke ihm die heile Ankunft drüben – und dennoch: Selbst wenn man das AT noch so gut beherrscht, gewisse Dinge kann man mit ihm nicht erringen und erzwingen. Daher ist es immer gut, mit einem Arzt zusammenzuarbeiten. Er kann neue Wege aufzeigen, vor Sackgassen warnen und Schwierigkeiten vermeiden helfen. Wenn junge Menschen einem solchen »unmöglichen« Abenteuer nachstreben, dann sollten sie sich stets vor Augen halten: Faltboote gehören nicht aufs Meer, das hat gerade meine Fahrt bewiesen. Mehr als hundert Männer aus den verschiedensten Teilen der Welt haben Gleiches oder Ähnliches versucht – nur einer überlebte. Dank des Autogenen Trainings. Und dieses Glück habe ich immer als eine besondere Gnade empfunden, aber auch als eine Verpflichtung.

## Positive Vorstellungen bedeuten Erfolg

Mit der Vorstellung vom Erfolg beginnt bereits der Erfolg. Daher mußte ich mir vor der Faltbootfahrt den Vorsatz »Ich schaffe es« so tief verankern, daß mir praktisch keine andere Wahl blieb, als Erfolg zu haben. »Selbst wenn du zehnmal kenterst – du kommst drüben heil an«, sagte es in mir vor der Abfahrt. Und während der Überfahrt hat mich diese Einstellung die beiden Kenterungen unversehrt überstehen lassen.

Wer sich entschieden hat, autogen zu trainieren, sollte nur an den Erfolg denken. Nachdem man sich im Leben zu einem Entschluß durchgerungen hat – selbstverständlich immer erst nach Abwägen aller Faktoren –, verbannt man alle Zweifel und Bedenken aus seinen Gedanken. Dann geht man den Weg des Erfolges, den Weg des selbstgewählten Ziels. Wer sein Ziel aus den Augen verliert, stolpert über sich selbst. Über seine eigenen richtungslosen Vorstellungen.

Napoleon hat einmal gesagt: Die Vorstellung regiert die Welt. Daher übte er Schlachtenaufstellungen am Sandkasten. Kein Wunder, daß er seinen Gegnern stets um eine Nasenlänge im Erfassen der Situation voraus war.

Wenn wir also unser Ziel erkannt haben, marschieren wir drauflos. Ein hochgestecktes Ziel ganz ohne Hindernisse gibt es nicht. Schwierigkeiten gehören zum Alltag. Es kommt darauf an, daß man diese Hindernisse nicht überbewertet. Aber auch ohne Ausdauer geht es nicht. Nicht umsonst ist es ein Training, das aus sich selbst heraus entsteht – eben autogen.

Üben schließt ein, daß man auch Fehler begeht. Sie dürfen uns aber nicht dazu verleiten, wankelmütig zu werden oder gar aufzugeben. Unser Selbstbild darf nur den Erfolg kennen. Das aber kann man auch nicht von heute auf morgen lernen. Man muß es üben. Immer wieder trainieren. Jeden Tag sich mehrere Male einprägen: »Nichts hat mehr Erfolg als der Erfolg.« Jeder Mensch hat auf die Dauer nur so viel Erfolg, wie er von sich selbst erwartet. Positive Vorstellungen bedeuten Erfolg – gerade beim AT. Und sehr häufig können sie auch Gesundung bedeuten.

## Krank durch negative Vorstellungen

Viele Menschen identifizieren sich mit ihren Fehlern. Schon in der Schule beginnt es: »Mathematik kann ich nicht.« Zu Hause hört das Kind die Bestätigung eines Elternteiles: »Das liegt in der Familie; auch ich hatte immer eine Fünf.« Manchmal aber ist es nur so, daß es der Mathematiklehrer nicht richtig verstanden hat, die mathematischen Gesetze möglichst einfach zu erklären.

Auch Mißerfolge sind erlernbare Reaktionen. Wir sehen es beim Stotterer. Im Kleinkindalter sind Sprechschwierigkeiten etwas Normales. Bei den meisten Kindern verlieren sie sich; bei einigen dauern sie etwas länger. Wenn jetzt das Selbstbild des Kindes gestört wird, wenn es sich mit seinen Mißerfolgen identifiziert beziehungsweise wenn es sie erwartet, werden sie fortbestehen. Schaltet man diese erlernten Reaktionen aus – etwa durch Hypnose –, dann sind auch die Mechanismen, die Sprechstörungen auslösen, ausgeschaltet: der hypnotisierte Stotterer spricht fehlerfrei.

Selbst beiläufig und ohne Arg geäußerte Bemerkungen können Störungen hervorrufen. Wie prompt das geschehen kann, mag ein Beispiel aus einem meiner AT-Oberstufenkurse zeigen. Ein Teilnehmer hatte in den vorhergegangenen Kursstunden nach dem Meditieren stets »normale« Bilder geschildert. Da wir die Zeit schon überzogen hatten und ein anderer Kurs wartete, überging ich ihn diesmal mit den Worten: »Sie haben sowieso immer normale Bilder, kommen wir gleich zu ...« In der folgenden Stunde nun sah er wiederum gewöhnliche Bilder, aber sie standen alle auf dem Kopf. Da ich mich meines nicht ganz gebührlichen Verhaltens erinnerte, konnte ich ihm die Ursache sagen. In der Folgezeit traten dann wieder die üblichen Meditationsbilder auf.

> Kranke Gedanken, kranke Menschen. Es ist Selbstquälerei, fast ein gemächlicher Selbstmord, negative Vorstellungen in seinem Innern zu belassen.

Wilhelm von Humboldt (1767–1835) meinte einmal sehr optimistisch, es werde eine Zeit kommen, wo es als Schande gelte, krank zu sein, wo man Krankheiten als Wirkung verkehrter Gedanken werten müsse. Sein Freund Goethe (1749–1832) drückte es poetisch aus: »Was wir in uns nähren, das wächst; das ist ein ewiges Naturgesetz.«

## So tun als ob ...

Die Methode, so zu tun, als ob man derjenige sei, der man zu sein wünscht, ist uralt. Wahrscheinlich wurde sie immer wieder von neuem praktiziert und »entdeckt«. Kant erwähnt in seiner kleinen Schrift »Von der Macht des Gemüts«, daß er sich Kümmernissen und Beschwerden seines Körpers gegenüber so verhalte, »als ob es mich nichts anginge«. Man muß so tun, als ob man gesund sei. Der verkrampfte Mensch muß in seinem Verhalten und in seinen Bewegungen so tun, als ob er völlig frei und entspannt sei. »Äußere Nachahmung führt zu innerer Übereinstimmung«, wußte auch Kant. Mit diesem ernsten Spiel muß man so lange fortfahren, bis es einem zur zweiten Natur geworden ist.

Die Methode des »So-tun-als-ob« beweist ebenso wie unser AT: Vorstellungen sind das natürlichste, einfachste und billigste Mittel zur Gesunderhaltung. Und oftmals sind sie auch das wirksamste Mittel. Jeder kann sich des Autogenen Trainings bedienen, jeder kann sich selbst helfen, jeder kann die Gedanken auf die Gesundung konzentrieren. Man muß nur den Heilmut aufbringen, den gleichen Heilmut, den sich der schwächliche und stets kränkelnde Kant abgerungen hat.

Neben dem großen amerikanischen Philosophen R. W. Emerson (1803–1882) war es besonders Prentice Mulford (1834–1891), der nicht müde wurde, die Macht des Geistes zu betonen: »Wenn Dein Körper Mängel und Schwächen aufweist, blicke nicht länger auf diese, sondern auf das vollkommene geistige Urbild Deiner selbst. Bejahe Deinen Körper als Werkzeug des Geistes in allen Zellen, Organen und Gliedern als lebenskräftig und gesund. Sieh und fühle Dich keinen Augenblick als Kranker, der ans Bett gefesselt ist, auch wenn der Körper vorübergehend in diese Lage geraten ist; sondern sieh Dich im Geiste mit Leib und Seele an einem Spiel oder Wettlauf beteiligt, damit die Lebenskräfte in Dir zu voller Entfaltung und Betätigung angeregt werden. Bejahe an jedem Morgen besseres Empfinden und Wohlergehen und träume davon bei Tage und Nacht so lange und beharrlich, bis der Traum Wirklichkeit ist.«

Auch aus diesen Worten spricht das vertraute »So-tun-als-ob«. Es erscheint in der Folgezeit in vielen Laienschriften immer wieder; so empfiehlt beispielsweise der Jesuitenpater und Psychologe Antonin Eymieu, man solle sich so verhalten, als wäre man bereits derjenige, der man zu sein wünscht (faire comme si). Die Entspannung im AT kann man mit dem »So-tun-als-ob« fördern; auf jeden Fall sollte man mehrfach am Tage, vor allem in besonderen Situationen, überprüfen, ob man auch wirklich entspannt ist und so tun, als ob man entspannt sei.

## Von der Macht der Vorstellung

Die Kraft des positiven Denkens ist keine Erfindung des modernen und aufgeschlossenen Pfarrers N. V. Peale aus New York – uralt ist die Weisheit, daß »der Geist die Materie bewegt« (Vergil, 70–19 v. Chr.). In der Tat: »Jeder kennt die Kraft der Imagination. Niemand zweifelt, daß Menschen durch bloße Einbildung erkranken können. Ist es da nicht ebensogut möglich und unendlich besser, sich einzubilden, gesund zu sein?« fragt der große Arzt Hufeland (1762–1836) in den einleitenden Worten der wenig bekannten und schon erwähnten Schrift des bedeutenden Philosophen Immanuel Kant, deren Titel »Von der Macht des Gemüts, durch den bloßen Vorsatz seiner krankhaften Gefühle Meister zu werden« ganz zu dem paßt, was wir vorhaben.

Der Arzt und Dichter Ernst von Feuchtersleben (1806–1849) wollte weiter als Kant gehen: »Wir wollen nicht bloß Gefühle meistern, sondern womöglich das Erkranken selbst.« Und weiter heißt es in dem Vorwort zur fünften Auflage seiner »Diätetik der Seele«: »Man sei bestrebt, die Kraft des Gedankens in sich zu entwickeln« und: »Gebt dem Geiste seine Kraft und tausend Krankheiten sind gelöscht.«

Das ist auch das, was wir mit dem Autogenen Training erreichen wollen. Aber: Das AT ist ein von der Wissenschaft erprobter und ausgeschilderter Weg, auf dem der Laie weder versinken noch sich verirren kann. Es ist mehr als Autosuggestion.

Gedanken besitzen Verwirklichungskraft. Nur der ist frei, der seine Gedanken beherrscht. Das gilt bis zu einem gewissen Grad auch für das Sich-krank-Fühlen: »Kein wahrhaft freier Mensch kann krank sein«, meinte in diesem Sinne der Dichter Christian Morgenstern (1871–1914). Gesundheit ist also die zwingende Folge der positiven Lebenseinstellung. Das allerdings statistisch beweisen zu wollen, ist schwierig. Aber Ärzte werden es bestätigen: Positiv eingestellte Menschen kränkeln wenig, und wenn sie tatsächlich krank geworden sind, gesunden sie schneller als Menschen, die Gefangene ihrer eigenen zweifelnden und negativen Vorstellungen sind. Mit anderen Worten:

> Schlimmer als Krebs oder Herzinfarkt sind negative Vorstellungen. Sie sind die Geißel der Menschheit.

Jeder wird Menschen kennen, die durch bloße Einbildung krank geworden sind. Ich kenne viele, die nach langen Jahren, in denen sie kränkelten und von Arzt zu Arzt liefen, wieder gesundeten – kraft ihrer positiven Vorstellungen im AT. Gemäß dem Motto: Was ich denke, werde ich. Jeder ist das, was er denkt.

Wie sehr der Organismus beseelt ist, beweist auch der Pendelversuch.

## Der Pendelversuch

Unser Pendel besteht aus einem etwa 15 bis 30 Zentimeter langen Bindfaden und einem kleinen festen Gegenstand, beispielsweise einem Fingerring, den man an das eine Ende des Fadens bindet. Auf ein Papier zeichnet man einen großen Kreis, den man durch zwei Linien, eine vertikale und eine horizontale, in vier gleiche Teile aufteilt.

Das andere Ende des Fadens wird von Daumen und Zeigefinger gehalten; mit dem Ellenbogen stützt man sich am besten auf den Tisch. Ohne daß wir bewußt nachhelfen, kann sich das Pendel jetzt in verschiedene Richtungen bewegen. Diese Bewegungen können wir aber nicht nur beeinflussen, sondern sogar vorherbestimmen. Das Pendel wird schon nach wenigen Sekunden beginnen, jede Bewegung auszuführen, auf die wir uns intensiv konzentrieren. Wenn es sich also vertikal, vom Körper weg und wieder zurück zum Körper bewegen soll, so stellen wir uns diese Bewegung ganz eindringlich vor. Wir konzentrieren uns dabei nur auf die unbewußte Bewegung

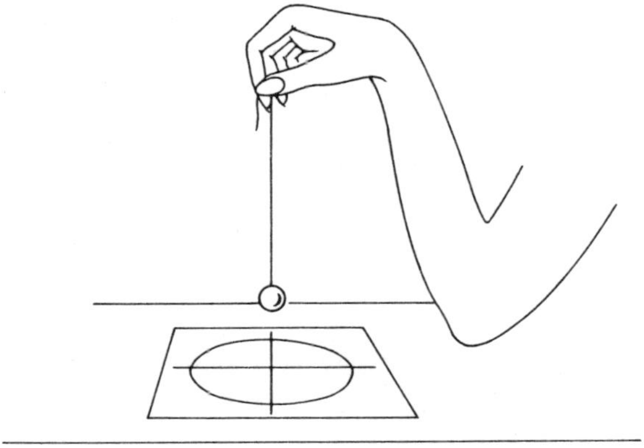

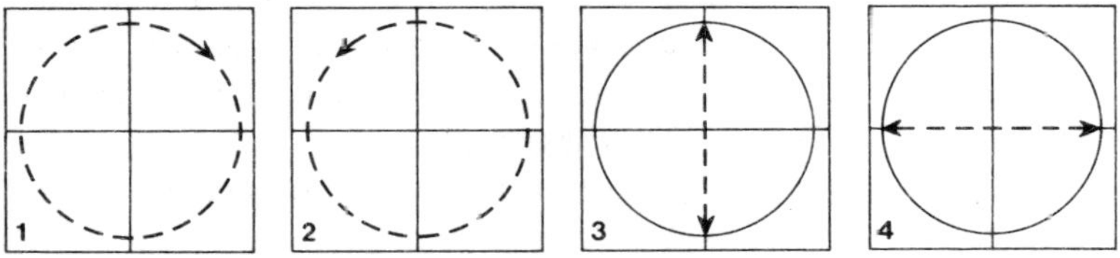

und halten die Finger so ruhig wie möglich. Sobald wir willkürlich nachhelfen, spüren wir den Unterschied in der Bewegung.

Wer sich genügend konzentrieren kann, wer sich die Bewegung eindringlich vergegenwärtigt, wird Erfolg haben. Bei vielen Menschen klappt der Pendelversuch besser und schneller, wenn sie die Bewegung des Pendels dauernd beobachten, als wenn sie ihn mit geschlossenen Augen durchführen.

Für uns ist dieser Versuch nur ein Beispiel mehr, daß durch gedankliche Vorstellungen, durch Einbildungen, körperliche Reaktionen ausgelöst werden, deren wir uns nicht bewußt sind.

In den USA kann man solche Pendel schon seit vielen Jahren in Warenhäusern kaufen; allerdings sollen sie dazu dienen, die Zukunft vorherzusagen. Nun wird man bei einer Fülle von Versuchen sicherlich auch einmal einen Zufallstreffer erzielen. Aber im allgemeinen werden die Fragen an das Unbewußte offenbar um so eher falsch beantwortet, je mehr bestimmte Wünsche dahinterstecken.

Ein junger Angestellter hatte auszupendeln versucht, ob er sich scheiden lassen solle oder nicht. Alle fünfzehn Fragen, die er an das Pendel stellte, wurden mit »ja« beantwortet, wobei er bei jedem Versuch für die Antwort »ja« eine andere Richtung wählte. Zum Glück war er von der Richtigkeit der Methode des Vorhersehens nicht überzeugt, denn heute ist er glücklicher denn je mit der gleichen Frau verheiratet (Nachbeobachtungszeit zwanzig Jahre).

Dennoch kann man bei den anderen Fragen auch erstaunliche Antworten erhalten. So haben zwei Teilnehmer auf die Frage, ob ihre Krankheit vorwiegend psychisch bedingt sei, ausgependelt, daß das Magengeschwür des einen angeblich zu 75 Prozent und das Asthma des anderen zu 90 Prozent »psychisch« bedingt sei. Beide hatten eine psychische Komponente vorher nicht in Betracht gezogen. Ob daraus Schlüsse zu ziehen sind, kann wohl nur der behandelnde Therapeut sagen.

## Tod durch falsche Vorstellungen

Daß man durch falsche Vorstellungen, durch Einbildung, krank werden kann, leuchtet noch ein. Doch wer denkt denn gleich ans Sterben? So ist es aber bei den Tabu-Vorstellungen. Albert Schweitzer hat über sie geschrieben. In Westafrika, aber auch in anderen Teilen der Welt, erhalten die Neugeborenen gelegentlich ein Tabu. So wird ihnen z. B. verboten, jemals in ihrem Leben Bananen zu essen. Wenn der Betreffende dieses Tabu bricht, muß er sterben. Es tötet ihn die Vorstellung, etwas getan zu haben, was gegen die Stammesregeln verstößt.

Während meines Aufenthaltes in Lambarene erzählte mir Schweitzer von einem solchen Fall. Ein Afrikaner war verunglückt und bewußtlos geworden. Als er nach längerer Zeit wieder zu sich kam, jedoch noch nicht völlig klar denken konnte, fütterte man ihn mit Bananenbrei. Die Reaktion ließ nicht lange auf sich warten: Kaum erfuhr der Mann, daß er, wenn auch ohne eigene Schuld, sein Tabu gebrochen hatte, da legte er sich geschwind zum Sterben hin. Man hatte größte Mühe, ihn am Leben zu erhalten.

In den zwei Jahren meines Liberia-Aufenthaltes habe ich nur einen derartigen Fall erlebt. Es handelte sich um eine Frau, die ihr Tabu gebrochen hatte. Mit Medikamenten als »Gegengift« und durch eine hypnotische Sitzung konnte sie ohne Schwierigkeiten von ihrer tödlichen Vorstellung abgebracht werden.

Der ungarische Schriftsteller I. Ráth-Végh beschreibt in seinem 1964 in Budapest erschienenen Buch »Tarka históriák« (Bunte Geschichten) die Geschichte des Hofnarren Gonella, der seinen Fürsten erschreckt hatte und deshalb vor Gericht gestellt wurde. Man verurteilte ihn zum Tode und legte ihn mit verbundenen Augen aufs Schafott. Der Henker mußte ihm jedoch auf Geheiß des Fürsten eine Schüssel kalten Wassers über den Nacken gießen, anstatt ihn zu enthaupten. Sobald der kalte Wasserstrahl ihn traf, starb er vor Schrecken.

Einen ähnlichen, wenn auch ganz anders gelagerten Fall berichtet der ungarische Arzt István Hárdi. Ein Arbeiter wurde versehentlich in einen Kühlwagen gesperrt, von dem er annahm, er sei in Betrieb. Am nächsten Morgen fand man den Mann tot auf, und zwar mit allen Symptomen der Erfrierung. Bei der Unfallrekonstruktion stellte sich jedoch heraus, daß das Kühlaggregat gar nicht eingeschaltet gewesen war. Der Mann hatte sich also eingebildet, er werde den Erfrierungstod sterben – und so geschah es.

Von dem Psychiater E. Wiesenhütter stammt der folgende Bericht.

Ein Monteur hatte an einer Überlandleitung einige Reparaturen auszuführen. Dabei stieß er versehentlich an einen Draht, von dem er glaubte, er stünde unter Strom. Der Mann war sofort tot. Bei der Analyse des Unfallgeschehens wurde festgestellt, daß der Strom abgeschaltet war.

Ganz gleich, ob diese drei Unglücklichen – sie stehen für viele andere – durch Autosuggestion oder durch Schreck gestorben waren, auf jeden Fall war ihr Tod psychogener Natur: ihr Glaube (an etwas Falsches) hatte sie getötet, ihre falsche Vorstellung, ihre fixe Idee.

## Neues Wissen, neue Hoffnung

Wenn falsche Vorstellungen sogar den Tod herbeiführen, wenn negative Vorstellungen das Sterben beschleunigen können, dann wird es auch möglich sein, durch positive Vorstellungen das Sterben zu verzögern. Daß dies so ist, wird jeder aufmerksame und berufserfahrene Arzt bestätigen. Nicht immer ist man aufmerksam. Was unseren eigenen Ansichten zuwiderläuft, wird nicht bemerkt. Es ist wie mit jenem Priester, der es ablehnte, durch das Fernrohr des Galilei zu schauen, mit der Begründung, er würde sonst vielleicht seinen Glauben verlieren.

In einem 1928 in Jena erschienenen Buch mit dem Titel »Selbstheilung hoffnungsloser Krankheiten« beschrieb C. Hamburger zahlreiche unerwartete Heilungen, die mehr das Interesse der Laien erweckten, als daß sie die Skepsis der Fachleute überwanden.

Der Schweizer Psychiater Charles Baudouin berichtet von folgendem lehrreichen Fall: Ein Hals-Nasen-Ohrenarzt gab einer an Kehlkopfkrebs erkrankten Frau höchstens noch drei Monate Lebenszeit. Aber bei einer Nachuntersuchung staunte er nicht schlecht: die Geschwulst war erheblich kleiner geworden. Die Patientin gestand, sie wende eine seelische Heilmethode an. Der Arzt war vernünftig genug, sie darin zu bestärken.

Nach monatelanger fortschreitender Besserung trat aber plötzlich eine Verschlechterung ein. Die Patientin hatte ihre Pension gewechselt, und ihre neuen Bekannten hatten ihre seelische Heilmethode schlechtgemacht, so daß sie unsicher geworden war.

Auf Anraten des Arztes zog sie in eine andere Pension und sprach in Zukunft mit niemandem mehr über ihre Probleme. Und wieder trat eine Besserung ihres Zustandes ein, die für einige Zeit anhielt.

Wir wissen, daß die Macht der Vorstellung, katapultiert durch das AT, die wirksamste Kraft im Kampf gegen unsere kleinen und großen Beschwernisse ist, die man sich nur ausmalen kann. Im Verein mit einem festen Glauben kann die Macht der Vorsätze und Vorstellungen tatsächlich »Berge versetzen«.

> Hoffnung, Glaube, Vertrauen, Vorsätze, Lebensziele – sie alle sind Heilfaktoren.

Ausweglosigkeit und ein Leben ohne Sinn und Ziel hingegen sind Störfaktoren. Alltagserfahrungen bestätigen es; Schiffbrüchigenschicksale beweisen es. Sogar Tierversuche unterstreichen, daß Hoffnung ein lebensverlängernder Faktor ist. So hat man Ratten in ein mit Wasser gefülltes Bassin gesetzt, wo sie innerhalb eines bestimmten Zeitraumes starben. Bei einem erneuten Versuch wurden die Ratten kurz vor Eintreten des Erschöpfungstodes gerettet. Gab man sie jetzt zusammen mit anderen Ratten, die diese Erfahrung nicht gemacht hatten, in das Bassin, so starben sie bedeutend später als die anderen.

Solche positiven Faktoren spielen auch bei unserem Training – allerdings in ganz anderer Form – eine Rolle. Positive Erfahrungen und eine nicht ermüdende Hoffnungsbereitschaft werden sowohl den Leistungseffekt wie den Gesundheitszustand günstig beeinflussen.

Neues Wissen bedeutet immer neue Hoffnung. Unendlich viele Menschen leiden unter sich selbst oder unter anderen. Nicht nur sie müßten alles daran setzen, nach einem Ausgleich zu streben. Auch der Staat, die Krankenkassen, die Versicherungsträger – sie alle sollten in ihrem Rahmen alle psychohygienischen Bemühungen unterstützen.

Das AT ist eine wirksame Methode, hier zu helfen. Eine praktische Lebenshilfe. Es kann allen Menschen Vorteile bieten, die nach psycho-sozialer Gesundheit streben. Wenn man schon in psycho-sozialer Hinsicht nicht vollkommen sein kann, so sollte man sich doch zumindest darum bemühen.

Psycho-sozial sind wir so unreif, so unvollendet, daß es zur Pflichtaufgabe gehören müßte, autogen zu trainieren. Ob leitende Angestellte oder Sekretärinnen, ob Freiberufliche oder Arbeiter – sie alle können vom AT Vorteile für sich und ihre Umgebung erwarten.

# Die Grundübungen des Autogenen Trainings

## Johannes Heinrich Schultz

Der Schöpfer des AT ist Professor Dr. Dr. h. c. Schultz. Am 27. September 1970 starb er nach einem langen schaffensreichen Leben im Alter von 86 Jahren. Sein Vater war Theologieprofessor in Göttingen. Schultz wies häufig darauf hin, daß sich sein Vater um die *Seelenheil-Kunde* bemüht habe, während er sich der *Seelen-Heilkunde* widme. Nicht ganz zufällig wird hier bereits ein moderner Trend sichtbar: die Abwanderung des flach verwurzelten beziehungsarmen Menschen vom Seelsorger zum Psychotherapeuten.

In seiner Jugend wurde Schultz – wie er in seinem »Lebensbilderbuch eines Nervenarztes« schreibt – wegen seiner Schwachheit von seinen Spielkameraden viel gehänselt. Nun, dieses Schicksal teilte er mit Freud, aber auch mit Kant und Goethe. Und sie alle haben uns vorgelebt, wie man trotz einer schwächlichen Konstitution dank beispielhafter Selbstzucht alt werden kann.

Nach Studienjahren in Lausanne, Göttingen und Breslau arbeitete Schultz unter anderem vor dem Ersten Weltkrieg für kurze Zeit am Frankfurter Paul-Ehrlich-Institut. Während eines Demonstrationskurses über Psychotherapie – in diesem Falle über Hypnose – legte er einem sehr suggestiblen 19jährigen Handwerker eine Münze auf den Handrücken und suggerierte ihm, sie sei glühend und würde eine Verbrennung hervorrufen, die jedoch nicht schmerze. Aber als er die Münze abnahm, war von einer Rötung oder Blase nichts zu sehen. Nach vierzehn Tagen kam der Handwerker wieder und berichtete von einem seltsamen Vorkommnis: Jeden Morgen entdeckte er auf seinem Handrücken eine schmerzlose Blase, die in den folgenden

Stunden wieder verschwand. Jetzt fiel es Schultz brennend heiß ein, daß er die Suggestion bei der ersten Sitzung nicht zurückgenommen hatte. Er holte es nach, und von nun an blieben die Blasen aus.

Nach seiner Ausbildung zum Hautarzt wurde er Nervenarzt. Während des Krieges schrieb er sein erstes größeres Buch, »Die seelische Krankenbehandlung«. Aufgrund dieser Arbeit erhielt er später von der Universität Jena »den Titel eines außerordentlichen Professors« zuerkannt. Vorübergehend war er dann als Chefarzt im bekannten Sanatorium »Weißer Hirsch« bei Dresden tätig, ehe er sich 1924 in Berlin als Nervenarzt niederließ. Mehr als 400 Publikationen und zahlreiche Fachbücher zeugen von seiner Schaffenskraft. Seine Arbeiten haben vor allem der Psychotherapie wertvolle Anstöße gegeben.

Seine wichtigste Forschungsarbeit ist sicherlich die Entwicklung der Methode des AT, die untrennbar mit seinem Namen verbunden ist.

## Von den Ursprüngen des AT

Schon vor 1910 arbeitete Schultz in Breslau an seinem stark besuchten Hypnoseambulatorium. Hier erwachte seine bis zu seinem Tode bestehende Neigung zu einem Gebiet der Medizin, das heute unter dem Schlagwort psychosomatische Medizin weithin bekannt ist. Bereits in der 1920 erschienenen Arbeit »Schichtenbildung im hypnotischen Seelenleben« wurde die Grundkonzeption des AT sichtbar. Seine Versuchspersonen erlebten in der Hypnose »mit absoluter Regelmäßigkeit« zwei Zustände: »eine eigenartige ›Schwere‹, besonders in den Gliedmaßen, und eine eigenartige ›Wärme‹«.

Im Mittelpunkt der Hypnose steht die »zentrale Umschaltung«, die sowohl psychisch als auch physisch in Gang gesetzt werden kann. Schon damals war man sich darüber klar: Hypnose heißt, den Patienten zu einer selbsthypnotischen Umschaltung bringen. Dabei muß darauf geachtet werden, daß er nicht völlig einschläft.

Mit dem Schwere- und Wärmegefühl setzt nun – wie beim AT – die Umschaltung ein. Schultz spricht von einer »organismisch leibseelischen Umschaltung«, die beispielsweise auch dann eintrete, wenn man ein sogenanntes »beruhigendes Dauerbad« (Kraepelin) nehme.

Es kommt jetzt darauf an, so sagte sich Schultz, daß die Patienten diese Umschaltung selbst vornehmen. Daß es möglich ist, wußte er von den Untersuchungen des Hirnforschers Oskar Vogt, der ihm von Versuchspersonen berichtete, die »sich durch eine Ganzumschaltung selbst in den hypnotischen Zustand versetzen« konnten. Die Patienten mußten jetzt also in entspannter Haltung Schwere und Wärme selbst in sich erzeugen. Vogt ist mit seiner Empfehlung, prophylaktische Ruhepausen zur Entspannung einzulegen, ein direkter Vorläufer des AT.

In den folgenden Jahren entwickelte Schultz, teilweise mit Unterstützung seiner Schüler und Anhänger, das AT so weit, daß er es 1932 wagen konnte, mit seiner großen Monographie »Das Autogene Training, konzentrative Selbstentspannung« an die Öffentlichkeit zu treten. Dieser ersten Auflage sind inzwischen zahlreiche weitere sowie Übersetzungen gefolgt.

Schon im Vorwort zur siebenten Auflage, 1951, sprach Schultz davon, daß sich viele Unbefugte aus Modegründen munter des Autogenen Trainings bedienten, um sich oder andere zu entspannen. Das ist jedoch auch ein Zeichen dafür, wie notwendig schon damals Entspannungsübungen waren. Um wieviel mehr sind sie es heute. Wieder spricht man von Mode und läßt außer acht, wie groß doch das Verlangen, das instinktive Suchen nach einem Mittel gegen die Spannungen des Alltags ist. Schließlich wird auch eine Modeströmung immer nur dann Erfolg haben, wenn sie ankommt, wenn Bedarf besteht. Und das AT kommt an; es hat überall in der Welt Freunde gewonnen, die es nicht mehr missen möchten.

## Wer erlernt das AT am leichtesten?

Zunächst einmal muß man davon überzeugt sein, daß man das AT erlernen wird. Jeder Zweifel an sich selbst, an der Methode, aber auch am Kursleiter, erschwert das Vorhaben. Einer Sache gegenüber neutral eingestellt zu sein, ist gut – besser aber ist, wenn man ihr gegenüber positiv eingestellt ist. Die innere Bereitschaft muß vorausgesetzt werden.

Darüber hinaus ist es von Vorteil, wenn man einen wirklichen Grund hat, das Training zu erlernen. Erfahrungsgemäß meistern es Teilnehmer, die es nur »kennenlernen« wollen, weniger schnell und gut als diejenigen, die damit bestimmte Ziele erreichen möchten. Wer seinem Partner zuliebe daran teilnimmt oder seine Frau zum Kurs fährt und nur zur Zeitüberbrückung im Kursraum bleibt, wird kaum gute Ergebnisse erzielen. Die überzeugende Motivation, die über jeden inneren Zweifel erhaben ist und jede aufkommende Unsicherheit hinwegfegt, ist der beste Garant für ein schnelles Erlernen. Seitdem mir einmal ein Teilnehmer eröffnete, im Wirtshaus wolle er nicht warten, das sei teurer, als hier zu sitzen, unterstreiche ich zu Beginn eines jeden Kurses, wie wichtig das AT auch für den scheinbar Gesunden ist.

Eine »schwache« Persönlichkeit lernt es leichter als eine »starke«, deren Individualitätsbewußtsein stark und deren Identifikationsvermögen schwach ausgeprägt ist. Schwach entwickeltes logisches Denken fördert mithin die Erlernbarkeit, ebenso ein festes Vertrauen auf die Verwirklichung. Der ohnehin schon gleichmütige, duldende und hinnehmende Mensch eignet es sich im allgemeinen etwas leichter an als der unruhige, nervöse, aktive und skeptische.

»Dein Glaube hat Dir geholfen« – dieser Erfahrungssatz gilt hier ganz besonders. Obwohl der Glaube »nicht jedermanns Ding« ist, sollte man doch bewußt den Mut aufbringen zu glauben, denn: »Dem Menschen einen Glauben schenken, heißt seine Kraft verzehnfachen«, schreibt Le Bon in seiner Psychologie der Massen. Wie sehr der psychische Effekt des Glaubens an die Heilmacht einer Methode oder eines Medikamentes den Menschen unbewußt beeinflußt, beweist der Placebo-Effekt.

Das Wort Placebo stammt aus dem Lateinischen und heißt »ich werde gefallen«. Ein Placebo ist ein Leerpräparat, ein Scheinmedikament. Anstelle des wirksamen Präparates gibt man eins, das dem zu prüfenden äußerlich gleicht, in Wirklichkeit aber nur eine unwirksame Substanz wie Zucker oder dergleichen ist. Wenn weder Arzt noch Versuchsperson bekannt ist, ob es sich um ein Placebo oder um eine echte Arznei handelt, spricht man von einem Doppelblindversuch.

Bei verschiedenen Versuchen dieser Art wurde nun nachgewiesen, daß in 30 bis 90 Prozent der Fälle autosuggestive Placebowirkungen auftreten. Am häufigsten waren die positiv verlaufenen Selbstbeeinflussungen bei Kopfschmerzen zu beobachten.

Einen stark hemmenden Einfluß auf die Erlernbarkeit des AT hat der Wille: Wenn der Übende sich allzusehr anstrengt, verhindert er dadurch oft den Erfolg. Man spricht vom »Prinzip der paradoxen Intention«. Die bewußte Willensanstrengung reizt und verstärkt entgegengesetzte Impulse. Krampfhaftes Wollen einerseits und ängstlicher Zweifel andererseits hemmen die Realisierung. Schultz meint dazu, man solle der Eigenneigung zur Passivierung nachgeben und in das Abgleiten einwilligen.

Wer loslassen, wer sich dem Augenblick hingeben kann, meistert das AT meist ohne Schwierigkeiten.

## Wann üben wir?

Schultz wies immer wieder darauf hin, daß »nur ein systematisch-methodisch exaktes Vorgehen den vollen Gewinn des Verfahrens in seinen möglichen Grenzen bringen« könne. Mit anderen Worten: Der Anfänger tut gut daran, sich so eng wie möglich an die vom Kursleiter gegebenen Anweisungen zu halten. Eine gewisse Großzügigkeit in der Handhabung mag im Einzelfall sicherlich gerechtfertigt sein, für die Mehrzahl der Übenden ist es jedoch vorteilhafter, wenn sie anfangs systematisch vorgehen.

Die für ihn günstigste Zeit wird jeder selbst herausfinden. Meistens fällt die letzte Übung unmittelbar in die Zeit vor dem Schlafen. Das hat viele Vorteile, wie wir noch sehen werden. Das abendliche Training ist absolute Notwendigkeit.

Auch der Start in den Tag, mit dem AT eingeleitet, ist für viele schon zu einer Art Seelentoilette geworden. Wer glaubt, er habe »keine Zeit« für diese fünf Minuten, betrügt sich selbst. Es ist die unglaubwürdigste Ausrede, die sich finden läßt. Vielleicht bereits ein Zeichen der Überspannung. Gerade morgens kann man beweisen, daß man von seinen falschen Vorstellungen nicht getrieben wird. Morgens üben, heißt Distanz halten und gewinnen.

Viele Kursteilnehmer haben berichtet, daß sie während des morgendlichen Trainierens wieder eingeschlafen sind. Ihnen wurde empfohlen, sich während des Übens den formelhaften Vorsatz zu sagen:

»Ich bleibe beim Üben ganz frei und frisch.«

Diesen Vorsatz muß man sich auch sagen, wenn man nachmittags im Büro, in seiner Dienststelle oder sonstwo trainiert, wo ein Einschlafen unerwünscht ist. Die Nachmittagssitzung ist etwas für Kenner und Könner. Richtig durchgeführt, erspart sie eine Tasse Kaffee; denn nach dem Üben fühlt man sich wieder frisch. Auf diese Weise kann man gezielt die nach dem Essen auftretende Müdigkeit überwinden.

Wenn den Übenden kein eigener Raum zur Verfügung steht und sie also im Beisein von Kollegen trainieren müssen, fällt es ihnen manchmal schwer, dies gelassen zu tun. In solchen Fällen bin ich mehrfach um Rat gebeten worden. Einmal einigten wir uns darauf, daß der Übende den Anwesenden im Raum sagte: »Hört mal, mein Arzt hat mir geraten, in jeder Mittagspause eine innere Gymnastik zu betreiben, autogen zu trainieren, damit mein Leiden (und seien es Krampfadern) zum Stillstand kommt. Sprecht ruhig weiter, aber sprecht mich während der kommenden fünf Minuten nicht an.«

Ein anderes Mal sollte die Übende der im gleichen Zimmer sitzenden Kollegin, einer Raucherin, sagen: »Das, was für Sie die Zigarette ist, ist für mich das AT. Sie rauchen zehnmal am Morgen, ich trainiere nur einmal, da lassen Sie mich wenigstens während dieser Zeit in Ruhe, damit ich mich ganz auf das Training konzentrieren kann.«

Gewiß, man wird andere Erklärungen finden können, aber in diesen beiden Fällen kam es darauf an, ein schwach entwickeltes Ichgefühl zu unterstützen.

Je regelmäßiger man nun seine Übungen durchführt, desto leichter werden sich Übungseffekte einstellen.

## Täglich zehn Minuten

Zu Beginn des Kurses wird man etwa zwei Minuten für die erste Übung ansetzen. Am Schluß des Kurses kann man schon gut fünf Minuten pro Übung rechnen. Wenn dann noch formelhafte Vorsätze hinzukommen, kann eine Übung bis zu zehn Minuten dauern. Aber diese zehn Minuten sind für ein Leben in Gesundheit investiert!

Beim Erlernen des AT wird man in der Regel dreimal täglich üben. Sobald man mit dem Übungserfolg zufrieden ist, wird man automatisch auf eine Erhaltungsdosis übergehen. Das Mindestmaß wäre, täglich einmal zu trainieren.

Wenn man es einrichten kann, übt man in einem leicht abgedunkelten und nicht zu warmen Raum. Die Fenster wird man schließen, um störende Reize fernzuhalten, Lärm, aber auch Windstöße.

Ein voller Bauch trainiert nicht gern, diese Regel trifft auch für viele autogen Trainierende zu. Auch wenn man kurz vorher Kaffee getrunken hat, fällt es im allgemeinen schwer, sich zu konzentrieren. Und mit der Konzentrationsfähigkeit steht und fällt der Erfolg.

Manchmal kann man sich in einem solchen Fall damit behelfen, daß man sich vorstellt, man käme gerade von einer größeren Wanderung zurück und fühle sich angenehm müde. Mittels dieser Vorstellung fällt einem das Üben leichter. Noch wirksamer ist eine wirkliche Wanderung.

Individuelle Ursachen für die Unfähigkeit, seine Gedanken zu sammeln, gibt es viele. Manche Kursteilnehmer sagen, sie könnten sich abends schwerer auf das Training konzentrieren, wenn sie Wein getrunken hätten. Andere haben ähnliche Beobachtungen nach dem Genuß von Tee, Käse oder anderen Nahrungsmitteln gemacht. Drogenkonsumenten berichten, Haschisch erschwere die Sammlung; umgekehrt habe ein Glas Bier das Üben erleichtert.

Nicht jeden Tag wird man mit dem gleichen Erfolg üben können. Dennoch läßt sich sagen: Je erfahrener der Übende, desto weniger fechten ihn äußere oder auch innere Störmomente an – gemäß dem arabischen Wort: Wenn auch die Hunde kläffen, die Karawane zieht ihres Weges.

## Droschkenkutscher als Vorbild

Selbstverständlich muß eine Entspannungsübung in einer entspannten Haltung durchgeführt werden. Im Kursus übt man gelegentlich in der sogenannten Droschkenkutscherhaltung. Sitzend richtet man sich auf, streckt die Wirbelsäule und sackt dann in ihr zusammen. Dabei darf aber der Bauch nicht gepreßt werden, man darf sich also nicht zu weit nach vorne überbeugen. Der Kopf hängt locker nach vorn, bei dem einen mehr, bei dem anderen weniger.

Die Hände liegen spannungslos auf den Oberschenkeln, sie sollten sich nicht berühren, weil dies meist als störend empfunden wird; es lenkt ab. Die Ellenbogen sind leicht gewinkelt, die Beine ein wenig gespreizt. Die Unterschenkel bilden mit den Oberschenkeln einen Winkel von 90 Grad, stehen also senkrecht auf dem Boden.

Die Augenlider sind geschlossen. Unter vielen tausend Kursteil-

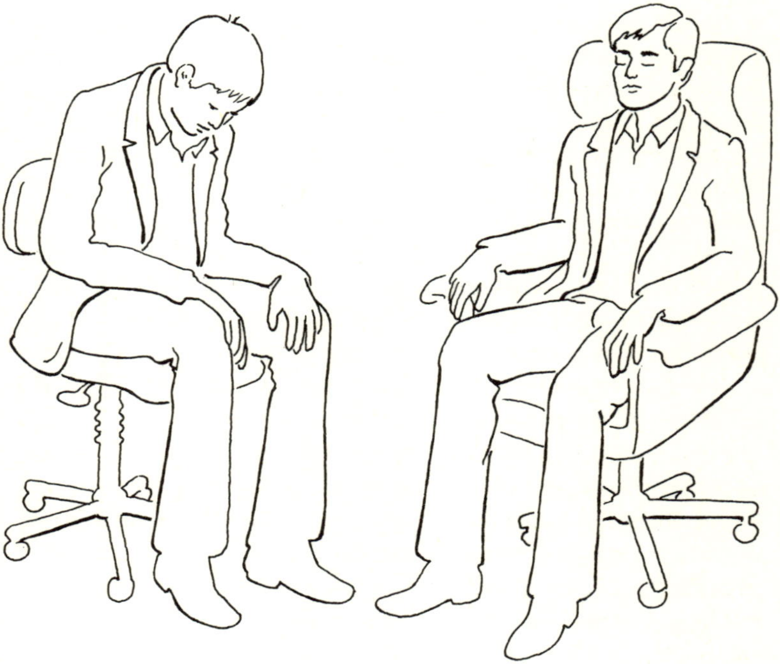

nehmern entdeckte ich bisher erst einen, der es vorzog, mit halboffenen Augen zu trainieren. Der Zungenboden ist locker und schwer, der Unterkiefer hängt locker herab, ohne daß der Mund offenstehen muß.

Diese sogenannte Droschkenkutscherhaltung oder aktive Sitzhaltung kann überall eingenommen werden – auch auf stillen Örtchen, wie mir Schüler versichert haben, die sich vor einer Klassenarbeit noch einmal ruhigstellen oder einen notwendigen formelhaften Vorsatz einbauen wollten.

Bei der passiven Sitzhaltung dagegen lehnt man sich gegen die Rückenlehne. Zu Hause kann das am besten in einem Lehnstuhl geschehen, aber auch in einem Sessel. Wenn möglich, wird man den Kopf hinten gegen- oder auflegen; die Arme ruhen zwanglos auf den Armlehnen. Ist das nicht möglich, so nimmt man die Droschkenkutscherstellung ein. Die Beine sollten nicht übereinandergeschlagen werden; das stört.

Am liebsten üben die meisten im Liegen. Die gebräuchlichste Stellung hierbei ist eine behagliche Rückenlage bei leicht erhöhtem Kopf. Auch hier werden die Ellenbogen etwas angewinkelt, während die Handflächen neben den Oberschenkeln aufliegen. Wer in dieser Lage ein Ziehen oder andere unangenehme Symptome im Brustkorb verspürt, kann unter die Schultern ein Kissen legen. Die Füße zeigen, wenn sie entspannt sind, geringfügig nach außen. Sind sie aufrecht nach oben gerichtet, so deutet das auf noch vorhandene Verspannungen hin.

Menschen mit einem Hohlkreuz werden sich zwei Decken unter die Knie schieben müssen, um entspannt und unbehindert zu liegen. Nicht allen fällt es leicht, in der Rückenlage zu üben.

Nahezu in jedem Kurs taucht die Frage auf, ob man auch in seiner Einschlafstellung trainieren darf. Wer beispielsweise ein Hohlkreuz und ein organisches Herzleiden hat, schläft oftmals am liebsten auf der rechten Seite liegend ein. Auch in dieser Lage darf man natürlich trainieren. Selbst in der Bauchlage als Einschlafposition wird das AT von einigen erfolgreich praktiziert. Man kommt aber weniger schnell zum Ziel, wenn man stets in einer anderen Stellung übt. Gerade Anfänger sollten beim Einüben immer die gleiche Position einnehmen, dadurch stellt sich der Erfolg schneller ein. Yoga-Anhänger werden selbstverständlich in ihrer Yoga-Position, der aufrechten Haltung, üben, die überdies einige andere Vorzüge hat und wohl als beste Trainingsstellung für Geübte angesehen werden kann. Ungeübte hingegen sitzen auf dem vorderen Teil eines Stuhles, richten sich auf und sacken dann geringfügig wieder in der Wirbelsäule zusammen. Beide Fußsohlen ruhen auf dem Boden. An diese Stellung muß man sich erst gewöhnen. Einer altchinesischen Lehre zufolge fließt dann die Lebensenergie (Qui, Chi, Prana usw.) unbehindert. Im übrigen fällt es einem dann auch beim Üben schwerer, einzuschlafen.

## Die Entspannung als Leistung

Der gelungene Wechsel im Tageslauf zwischen Spannung und Entspannung entscheidet mit darüber, ob wir uns wohlfühlen oder nicht. Der körperlich verkrampfte und verspannte Mensch ist auch seelisch verkrampft, und oft sind auch seine Umweltbeziehungen ein einziger Kampf.

Spannungen hat es im Leben des Menschen immer gegeben, sie gehören einfach dazu. Aber heute scheint es schwieriger zu sein, sich zu entspannen, als früher, wo der Tag noch in Ruhe ausklang. Und es scheint auch, als ob wir heute Spannungen weniger gut vertrügen und verkrafteten als früher.

Ein Leben ohne Spannung gibt es nicht. Dennoch sehnt sich der Mensch danach. Ob er es nun Paradies nennt, Himmel oder Glückseligkeit – notfalls, das heißt im Falle der Not, ist er bereit, den Weg dorthin abzukürzen, etwa durch Rauschmittel oder sogar dadurch, daß er anderen Menschen Schaden zufügt.

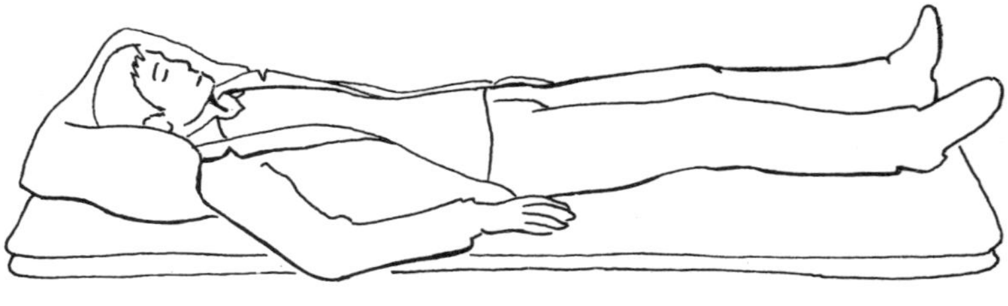

Auf Spannungszustände reagiert jeder Mensch verschieden. Aber auch jede Krankheit führt zu Spannungserhöhungen, die sich körperlich, psychisch und sozial äußern können. Wir alle kennen nervöse Menschen, deren dauerndes Gereiztsein uns auf die Nerven geht: Sie befinden sich in einem Zustand der Über- und Dauerspannung.

Sehr viele Menschen tragen eine »Maske«, können also seelisch verkrampft sein. Verkrampfte weisen jedoch meist auch Muskelverspannungen auf. Der Deutschamerikaner Wilhelm Reich vermutete, jede »Maske« führte zu ganz bestimmten starren Muskelverkrampfungen, zu einem regelrechten »Muskelpanzer«. Solche Verkrampfungen aber kann man durch eine gezielte Massage und besondere Entspannungsübungen lösen. Auch die »Maske« wird dadurch etwas beeinflußt. Diese seit langem bekannten Zusammenhänge zwischen Psyche und Körper wurden von dem Amerikaner Julius Fast auf die Kurzformel gebracht: »Der Körper ist die Botschaft.« Er stellt zur Schau und spricht aus, was insgeheim in uns vorgeht.

Obwohl das Sich-entspannen-Können ein völlig normaler Vorgang ist, kommt es oft nicht zur notwendigen Lösung der Spannung. Der moderne Mensch befindet sich – um ein bekanntes Bild aus dem Sport zum Vergleich heranzuziehen – dauernd im Anlauf, ohne zum Absprung zu kommen. Schon vor mehr als dreißig Jahren vermutete der Medizinjournalist J. D. Ratkliff, daß die Überlastung mehr Menschen ums Leben bringt als irgendeine andere Gefahr, die unserem Leben droht. Man könnte auch sagen, der Mangel an Entspannung sei es, der uns ums Leben bringt oder uns früher sterben läßt.

Bewegungsübungen – geruhsames Wandern, beschwingtes Tanzen, beflügelte Gymnastik – führen auf die natürlichste Weise zur Entspannung. Durch sinnvolle Pausen und Wechsel der Beschäftigungsart – etwa Wechsel zwischen Arbeit und Hobby – kann es ebenfalls zur Entspannung kommen. Die Entspannungsmethode des AT, die »konzentrative Selbstentspannung«, ist dem modernen, stets unter Zeitdruck leidenden Menschen geradezu auf den Leib geschnitten. Man sollte sie im eigenen Interesse anwenden und immer wieder üben. Entspannung in diesem Sinne ist eine Leistung. Denn Üben verlangt Charakter und Durchhaltevermögen. Außerdem trägt es zur Persönlichkeitsreifung bei.

Mit der Hinwendung zum eigenen Körper erfährt der Übende, daß er nicht nur einen Leib hat, sondern daß er auch Leib ist, wie es in einer schönen Formulierung heißt. Die Versuchsperson muß Schultz zufolge »passiv fühlend in ihr Körpererlebnis« gleiten. Man versetzt sich in seiner Vorstellung in das Organ, das beeinflußt werden soll. Das hat mit dem Wollen nichts zu tun, der Wille wirkt sich dabei nur störend aus. Autosuggestionen müssen ohne Willensanstrengungen erfolgen. Wer gegen diesen wichtigen Grundsatz verstößt, kann paradoxe Wirkungen heraufbeschwören. Denken wir an die Einschlafsituation. Wer unbedingt einschlafen will, wer den Schlaf herbeiziehen will, erschwert sich in der Regel das Einschlafen oder macht es sogar völlig unmöglich.

Manchen Hörern fällt es schwer, die Konzentration, die innere Sammlung, die Konzentrierung auf bestimmte »Ein-Bildungen« (Schultz) von dem mit aktiver Spannung begleiteten Willen zu unterscheiden. Die völlige Hingabe an den Inhalt der Übungsformeln ist in gewisser Weise auch eine Selbstaufgabe, ein Sich-selbst-Vergessen und ein Loslassen. Sie gewährleistet den Übungserfolg. Der Nervenarzt G. R. Heyer formulierte einen der meistzitierten Sätze im AT: »Wer gelernt hat, im AT sich zu lassen, der wird ge-lassen.« Oder: Ich lasse mich los, um mich zu finden, meinen tiefsten Kern. Oder: Ich gebe mich auf, um mein Selbst zu finden. – Für einen verkrampften Körper ist das wie eine Befreiung.

## Warum »zurücknehmen«?

Gedanken, Vorstellungen – und in noch stärkerem Maße Vorsätze – haben die Tendenz, sich zu verwirklichen, wie wir bereits wissen. Wenn wir uns also gemäß der ersten Übungsformel vorstellen »Rechter (linker) Arm ganz schwer«, so treten im Arm Veränderungen auf, deren im allgemeinen nicht unangenehme Symptome durch das *Zurücknehmen* beseitigt werden. Auch hierbei richtet man sich genau nach den Angaben von Schultz. Selbst wenn man überhaupt nichts gespürt hat, das Zurücknehmen muß in jedem Fall erfolgen.

Die Formeln für das Zurücknehmen lauten: »Arme fest« oder auch »Arme strecken und beugen«, »tief atmen« und »Augen auf«.

Dabei werden die Arme zuerst energisch gebeugt und gestreckt. Es genügt aber offensichtlich auch, die Muskeln der Arme isometrisch mehrere Male zu spannen und zu entspannen. Soweit ich beobachten konnte, ist die Wirkung die gleiche wie beim Strecken und Beugen. Nicht so gut klappt das Zurücknehmen, wenn man zuerst die Augen öffnet und danach die Armmuskeln spannt und tief atmet: Das Schweregefühl, aber auch ein Kribbeln oder Ziehen, kann in diesem Fall andauern. Kursteilnehmer berichten vereinzelt, das Schweregefühl habe mehrere Stunden oder sogar Tage angehalten. Ging man der Sache nach, so konnte meist nachgewiesen werden, daß sie nicht korrekt zurückgenommen hatten.

Je entschlossener, je schwungvoller und gewissenhafter man das Zurücknehmen durchführt, desto sicherer wird es auch geschehen.

Schläft man während der Übung ein, so braucht nicht zurückgenommen zu werden. Immer wieder gibt es Kursteilnehmer, die das aus irgendeinem Grunde nicht mitbekommen haben und die nachts dann plötzlich vor lauter Gewissensbissen – »Ich habe ja das Zurücknehmen vergessen« – aufwachen.

Ähnlich verhält es sich, wenn man zu Hause während des Übens plötzlich gestört wird, beispielsweise durch die Hausglocke oder das Telefon. Hierbei erleidet der Übende einen Kurz-Schock, der das Zurücknehmen überflüssig macht. Man braucht also einen mitten in das Üben hineinplatzenden Besucher nicht erst in das Gästezimmer zu führen und dann kurzzeitig allein zu lassen mit der Entschuldigung, man wolle in der Küche dafür sorgen, daß nichts anbrennt – während man in Wirklichkeit schnell zurücknimmt. Nein, es brennt nichts an.

## Die Schwereübung

Voraussetzung für jedes Üben ist, daß man völlig entspannt sitzt oder liegt.

<u>Die erste Übung lautet dann:</u>
<u>»Arm ganz schwer.«</u>

Rechtshänder konzentrieren sich dabei auf den rechten Arm, Linkshänder werden den linken Arm wählen, weil sie zu ihm ein besseres Verhältnis haben, also: »Der linke Arm ist ganz schwer.«

Die Übungsformel stellt man sich ganz intensiv vor. Sie wird nicht gesprochen. Bis jetzt hat in meinen Kursen erst ein Übender berichtet, er spreche die Formel leise vor sich hin. Aber am Ende des Kurses empfand auch er es als störend und ließ es sein.

Selbstverständlich versucht man, sich zu konzentrieren; das heißt, man wird sich mit aller nur möglichen Sammlung auf die jeweilige Übungsformel einstellen. Dennoch läßt es sich nicht vermeiden, daß plötzliche Einfälle, Ideen, Eingebungen oder Erinnerungen auftauchen. Dann darf man nicht ungeduldig werden, sondern muß seine Gedanken ohne Willensanstrengung wieder auf die gerade vorliegende Übungsformel richten. Wenn man ganz und gar nicht bei der Sache war, kann es angebracht sein, mit dem Training von vorn zu beginnen. Und manchmal wird man bei diesem zweiten Versuch ebenfalls keinen Erfolg haben. In diesem Fall »verstundet« man besser die Übung.

Etwa sechsmal sagt man sich die Schwereformel in Gedanken vor, dann schiebt man den Satz »Ich bin vollkommen (ganz) ruhig« ein und läßt wiederum etwa sechsmal »Arm ganz schwer« folgen.

Der Zeitablauf, in dem man sich die Schwere vorstellt, ist individuell sehr verschieden. Als Anhaltspunkt mag gelten, daß viele Teilnehmer für die sechsmalige Vorstellung der Schwereformel etwa 15–30 Sekunden benötigen. Schwereformel – in der ersten Woche jeweils etwa 18mal vergegenwärtigt – und das richtungweisende Einschiebsel »Ich bin vollkommen ruhig« beanspruchen zusammen gut zwei Minuten. Sobald man sich aber während des Übens nicht mehr wohlfühlt, beendet man die Übung mit dem Zurücknehmen.

Wenn die Gedanken abzugleiten drohen, kann man sich die Formeln auch etwas schneller vorsagen. Auch das Herunterleiern ist wirksam.

Zahlreiche Teilnehmer spüren bereits in der ersten Sitzung das Schweregefühl; manche auch schon ein Wärmegefühl. Die anderen aber brauchen doch einige Tage bis zwei Wochen für die Realisierung der Schwere. Bei einigen wenigen dauert es auch drei oder vier Wochen, bis sie endlich aufatmend von ihrem Erfolg berichten.

Ganz selten kommt es vor, daß die Vergegenwärtigung des Schweregefühls noch länger auf sich warten läßt. Um die Verwirklichung zu beschleunigen, kann man sich bildhaft vorstellen, man schleppe eine mit dicken Büchern gefüllte Aktenmappe – das hat schon manchem geholfen. Oder man preßt beide Arme für circa fünf Sekunden auf die Oberschenkel. Danach stellt sich reaktiv sofort »Schwere« ein. Das Gefühl der Schwere kann man aber auch relativ schnell spüren, wenn man beide Unterarme auf die Knie legt und dann langsam die Hände auf den Oberschenkeln zurückzieht, bis ein kritischer Punkt kommt, an dem man das Eigengewicht der Unterarme automatisch fühlt.

Mit einiger Berechtigung könnte man sich sofort auf die Schwere in beiden Armen einstellen. Das jedoch erschwert dem Anfänger die gedankliche Fixierung auf einen bestimmten Körperteil, die zu Beginn des Kurses besonders wichtig ist.

## Die Wärmeübung

Im allgemeinen wird man nach zwei Wochen mit dem Wärmeversuch beginnen – ganz gleich, ob man das Gefühl der Schwere erreicht hat oder nicht. Meistens läßt sich der Zwei-Wochen-Turnus von den Volkshochschulen nicht einhalten. Die meisten Kursleiter führen Kurse von 6 bis 10 Doppelstunden in 6 bis 12 Wochen durch. Kursteilnehmer, die aus irgendwelchen Gründen nicht an allen Zusammenkünften teilnehmen können, sollten sich diese versäumten Stunden nach einem Buch selbst erarbeiten, die Herzübung jedoch grundsätzlich aussparen. Beim Auftreten der leisesten Komplikationen oder unklarer Begleiterscheinungen wird sofort zurückgenommen.

Die Wärmeübung zielt auf eine Gefäßentspannung hin: wenn Wärme im rechten (oder linken) Arm (Hand) aufgetreten ist, haben sich die Blutgefäße entspannt. Schwere bedeutet dagegen Muskelentspannung. Die neue Formel heißt: »Hand (Arm) ganz warm.« Auch hier gilt: Rechtshänder konzentrieren sich auf die rechte Hand, Linkshänder auf die linke. Der bisherige Übungstext lautet jetzt:

»Ich bin vollkommen ruhig (und gelassen). (1 ×)
Arm ganz schwer. (Etwa 6 ×)
Ich bin vollkommen ruhig (und gelassen). (1 ×)
Hand (Arm) ganz warm. (Etwa 6 ×)
Ich bin vollkommen ruhig (und gelassen). (1 ×)
Hand (Arm) ganz warm. (Etwa 6–12 ×)
Arme und Beine entspannt und angenehm warm. (Etwa 6 ×)
Ich bin vollkommen ruhig (und gelassen).«
Zurücknahme:
»Arme fest, tief atmen und Augen auf.«
Oder: »Recken, strecken, dehnen und gähnen.«

Nicht selten kann die Wärme schneller verwirklicht werden als die Schwere. Wenn sich das Wärmegefühl selbst nach zwei Wochen Üben noch nicht einstellen will, empfiehlt es sich manchmal, kurz vor dem Trainieren ein warmes Armbad zu nehmen oder die Hand auf die warme Heizung zu legen. Die Erinnerung an die dabei erlebte Wärme erleichtert die Realisierung. Keineswegs darf man die Übungsformel abändern in »Hand ganz heiß«, zumindest nicht als Dauerformel.

Die Konzentration auf die Wärme in der Hand ist für die meisten Übenden schneller zu realisieren, weil es in der Hand viel mehr »Wärmepunkte« gibt als im Unterarm.

## Was geht im Arm vor sich?

Das Auftreten von Schwere im Arm zeigt an, daß sich die Armmuskulatur entspannt hat. Wenn man regelmäßig übt, tritt das Gefühl der Schwere schnell und deutlich auf (= Trainingseffekt), bis man schließlich nur an die Schwere denkt und sie auch schon spürt (= erlernter Reflex).

Das Gefühl der Wärme dagegen entspringt der Entspannung der Blutgefäßwände. Umgekehrt wird durch Kühle angezeigt, daß die Blutzirkulation in diesem Teil des Körpers gehemmt ist.

Man hat nun nachgewiesen, daß mit dem Gefühl der Schwere und Wärme auch tatsächliche körperliche Veränderungen einhergehen, daß es sich hierbei also nicht um eine Einbildung, um eine Selbsttäuschung handelt. Legt man beide Arme auf eine Waage und erzeugt das Gefühl der Schwere und Wärme, so kann man eine durch vermehrte Blutzufuhr zustande kommende Gewichtszunahme des Armes erkennen.

Aber es kommt auch zu einer Temperaturerhöhung im Arm als Zeichen der Blutgefäßentspannung und der damit verbundenen gesteigerten Blutzufuhr. Mit feinen Spezialthermometern ließ sich nachweisen, daß diese Temperaturerhöhung mehr als zwei Grad betragen kann, an der Hand sogar bedeutend mehr, insbesondere natürlich, wenn die Ausgangstemperatur niedrig war.

Diese Erscheinung machen sich viele autogen Trainierende zunutze, indem sie auch im Winter auf Handschuhe verzichten, sich bei Wanderungen erfolgreich Wärme in die kalten und ungeschützten Ohren konzentrieren, naß und kalt gewordene Füße rechtzeitig erwärmen oder sogar einen Wintermantel verschmähen, weil sie sich der »inneren Zentralheizung« bedienen können. Aber jeder sollte hier seine Grenzen kennen und sie nicht zu kühn ausloten.

Das vegetative Nervensystem als Mittler von Impulsen zwischen Seele und Leib ist mit seinem weitverzweigten Nervengeflecht so sehr um die einzelnen Muskelfasern verästelt, daß der Spannungszustand einer Muskelgruppe sich automatisch der benachbarten mitteilt. Wenn sich also die Muskeln eines Armes entspannt haben, kommt es automatisch, ja sogar zwangsweise, zu einer Mitbeeinflussung anderer Muskelgruppen.

Umgekehrt wissen wir, daß sich depressive Verstimmungen ebenso im Körperlichen widerspiegeln wie optimistische Hochstimmungen. Ohne diese Übertragungen könnten die Übungsformeln gar keine Wirkung erzielen. Es ist deshalb durchaus richtig, wenn von einer Muskelpsyche gesprochen wurde, denn zwischen Persönlichkeit und Bewegungsverhalten bestehen gesetzmäßige Beziehungen. Aber das wußte man selbstverständlich schon zu allen Zeiten.

## Generalisierung

Schwere und Wärme treten im allgemeinen zuerst im »ich-näheren« Arm auf, machen sich aber bald auch im anderen bemerkbar; später auch in den Beinen sowie im ganzen Körper. Schultz spricht bei dieser sich ausbreitenden und angestrebten Entwicklung von »Generalisierung«. Diese Generalisierungstendenz war schon früher als »Transfer« beschrieben worden; sie ist ein psychophysiologisches Phänomen, das unserem Trainingserfolg zugute kommt.

Über 80 Prozent der Übenden spüren das Schweregefühl – abgesehen vom ich-nahen Arm – im anderen Arm zuerst, der Rest fühlt es halbseitig oder auch wechselnd und diffus im ganzen Körper.

Je erfahrener man nun wird, desto reflexhafter erscheinen Schwere und Wärme. Viele Teilnehmer – besonders Kinder und Jugendliche – berichten, daß die Empfindungen von Schwere und Wärme bei ihnen bereits auftreten, wenn sie im Begriff sind, sich zum Training hinzulegen.

Nun kann es aber geschehen, daß das Schweregefühl gar nicht zuerst in dem Arm auftritt, auf den man sich eingestellt hatte. Das hat weniger etwas mit Generalisierung zu tun, als vielmehr mit nicht immer leicht zu erklärenden Faktoren, wie beispielshalber einer unbewußten Oppositionshaltung. Bei einem Fußballprofi trat es zuerst in seinem rechten Bein auf, von dem sein Lebensunterhalt abhing und das ihm ich-näher zu sein schien als der rechte Arm. Ebenso kann es Schwergewichtssportlern gehen, die gelegentlich das Schweregefühl zuerst im Schulterbereich spüren. Schwermütige, das heißt depressiv verstimmte Übende sollten vielleicht das Wort »schwer« durch »entspannt« ersetzen. Das gilt auch für zahlreiche Übende, die an Krampfadern leiden, oder für manche Sportler.

Am Schluß des Kurses wird der Kursleiter den Erfolgen der Teilnehmer gerecht und ändert unter Berücksichtigung der Generalisierung die Übungsformeln in »Arme ganz schwer« und »Arme ganz warm«. Und später können sich die Übenden sagen: »Ruhe – Schwere – Wärme.«

Wenn sich die Schwere und Wärme in beiden Armen bemerkbar mache, so argumentieren die Zuhörer richtig, könne man doch gleich die Übungsformel »Arme sind ganz schwer« wählen. Das ist im

Prinzip auch richtig und mag auch im Einzelfall gut sein. Aber es hat sich doch in den vielen Jahren, seit Schultz in Berlin Kurse gab, herausgestellt, daß die Teilnehmer dadurch in einen Zwiespalt geraten und sich erst auf den einen und dann auf den anderen Arm konzentrieren. Daher ist es leichter, wenn man sich nur einem Arm zuwendet, eben dem ich-näheren.

## Die Übungsformel als formelhafter Vorsatz

Anstelle der Ruheformel »Ich bin ganz ruhig« bürgern sich immer mehr andere Ruhe-Autosuggestionen ein wie »Ich bin vollkommen ruhig« oder auch »Ich bin vollkommen ruhig und gelassen.« Die Übenden können so selbst entscheiden, welche für sie im Augenblick gerade am besten paßt. Im Orient wußte der Volksmund, daß ein Augenblick der Seelenruhe besser ist als alles, was man sonst erstreben mag. Für den Christen ist Gott die Ruhe, er beruhigt, und mit ihm sprechen, heißt selber zur Ruhe kommen. Manchmal kann auch die Vorstellung »Ich lasse los« oder »Ich lasse mich los« zu mehr Ruhe führen; gemeint ist natürlich damit, daß zur Unruhe führende Wünsche und drängende Begierden losgelassen werden sollen. Wer Seelenruhe hat, braucht selbstverständlich nicht autogen zu trainieren, sonst könnte er zu ruhig werden oder zu Tagträumereien neigen.

> Die Ruheformel »Ich bin (bleibe) vollkommen ruhig und gelassen« ist wohl der wirkungsvollste und am häufigsten verwendete Vorsatz.

Man tut gut daran, ihn sich mit aller Inbrunst vorzustellen. Es gibt nur wenige Menschen, denen nicht ein Mehr an Ruhe gut täte. Die Ruheformel wirkt sich normalisierend auf den Blutdruck aus, lindernd bei Schmerzzuständen und krampflösend bei einigen inneren Leiden wie Asthma, Koliken, Verstopfung und anderen. Natürlich wirken Schwere- und Wärmevorstellung untrennbar mit.

Schultz wollte »Ich bin ganz ruhig« als »zielweisendes Einschiebsel« verstanden haben. Offenbar fürchtete er, die Teilnehmer könnten sich einzig und allein auf diese Formel einstellen, was »einen

Rückfall in den Couéismus, das Selbsteinreden (Autopersuasion)«, bedeuten würde. Es gilt daher: Formelhafte Vorsätze werden erst nach Eintritt der Generalisierung und Umschaltung lanciert und »einverleibt«.

## Die Herzübung

Allein diese beiden ersten Grundübungen führen schon zu einer wirksamen Umschaltung, in deren Gefolge viele funktionelle Störungen eine Besserung, manchmal auch eine Heilung, erfahren. Sowohl das Schwere- wie das Wärmeerlebnis greifen auch auf das Herzkreislaufsystem über, indem nämlich die Entspannung der Blutgefäße reflektorisch vom linken Arm auf die Herzkranzgefäße, die Koronargefäße, übergreift. Und somit erhält das Herz mehr Blut und Sauerstoff. Dadurch verlieren sich oftmals Herzschmerzen.

Ohne daß man dem AT und seinem Schöpfer Gewalt antut, kann man die Herzruhigstellung mit der folgenden »Atemübung« tauschen, wie verschiedene Fachleute mit durchaus einleuchtenden Gründen argumentieren. Wir sind dennoch bei dem Schultzschen Schema geblieben.

Bei der Herzübung treten in meinen sehr heterogen zusammengesetzten Kursen die häufigsten Nebenwirkungen auf, die aber insgesamt gesehen immer noch selten sind. Meist werden sie durch Erwartungseinstellungen ausgelöst. Wenn ein Kursteilnehmer aus irgendeinem Grunde die Stunde versäumen mußte und bereits einmal Herzsymptome hatte, rate ich ihm in der Regel ab, die Herzübung zu Hause selbst durchzuführen.

Die neue Übungsformel lautet:
»Herz schlägt ganz ruhig und kräftig.«

Sie wird jungen Leuten empfohlen und Hörern, die einen niedrigen Blutdruck haben. Den anderen wird geraten, dem Satz »Herz schlägt ganz ruhig und gleichmäßig« den Vorzug zu geben. Nahezu in jedem Kurs muß man für jemanden eine Formel suchen, die die Arbeit des Herzens unauffälliger kennzeichnet als die beiden angegebenen.

Dabei hat sich, wie auch der bekannte Psychotherapeut Hellmut Binder unterstreicht, die Formel »Herz arbeitet ganz ruhig« immer als gut erwiesen. Eine ähnliche Hilfsformulierung für sensible Menschen lautet: »Puls schlägt ruhig und gleichmäßig.«

Wenn jemand einen unregelmäßigen Herzschlag hat, der meist psychisch bedingt ist, empfiehlt es sich, den Satz »Herz arbeitet ganz ruhig und gleichmäßig« zu wählen.

> Geschlossen und eindringlich warnen alle Autoren davor, die Übungsformel zu ändern in »Herz schlägt ganz ruhig und langsam«. Das Herz reagiert darauf außerordentlich empfindlich, so daß es zu Störungen kommen kann.

Wie fein das Herz auf Empfindungen reagiert, weiß der Volksmund seit langem: Das Herz schlägt einem bis zum Halse hinauf; es hämmert zum Zerspringen; der Kummer drückte ihr fast das Herz ab oder nagte an ihrem Herzen; das Herz stand still vor Schreck; der Vorwurf traf ihn ins Herz; seinem Herzen Luft machen; sich ein Mißgeschick zu Herzen nehmen; das Herz höher schlagen lassen; dabei krampfte sich mein Herz zusammen; sein Herz hingeben oder auch verhärten; eine Nachricht legt sich schwer aufs Herz, bedrückt das Herz; da wurde mir ganz warm ums Herz etc.

## Wie »entdeckt« man sein Herz?

Nicht erst seit der aufsehenerregenden ersten Herztransplantation durch Barnard in Kapstadt wissen wir, daß das Herz ein Muskel ist, der Pumpaufgaben zu verrichten hat. Dennoch ist es mit allen psychischen Regungen durch das vegetative Nervensystem so eng verbunden, daß früher der Eindruck entstehen konnte, das Herz sei Sitz unseres Gewissens, wie es etwa das Wort »er hat kein Herz« ausdrücken will.

Nun spürt aber tatsächlich nur jeder zweite Kursteilnehmer sein Herz, die andere Hälfte »weiß gar nicht, daß sie ein Herz hat«. Das heißt, daß diese Gruppe das Herz lediglich bei körperlichen Belastungen spürt. Aber auch bei psychischen Erregungen wird es ganz gewiß laut pochend schlagen. Immer wieder liest man in den Zeitungen, daß sich beispielsweise bei einem dramatisch verlaufenen Fußballspiel ein Zuschauer so weit mit seiner Elf identifizierte, daß ihm »das Herz brach« – er bekam einen Herzinfarkt. Mit einem gesunden Herzen ist das allerdings nicht möglich.

Wenn man sein Herz nicht spürt, kann man sich verschiedener Tricks bedienen, um es ins Bewußtsein zu bringen. Sein Herz »entdecken« kann man, indem man irgendwo seinen Puls fühlt und sich daran orientiert. Oder man streift sich einen Gummiring über eine Fingerkuppe, so daß der Puls gegen die Abschnürung schlägt. Oder man steckt sich Ohropax in die Ohren und spürt dann ebenfalls den Puls als verlängerten Herzschlag. Während des Liegens kann man ein Kissen unter den rechten Ellenbogen schieben und die rechte Hand dann auf die Herzgegend legen. Die Hand ist dabei als Wegweiser gedacht, nicht als Abtastorgan. Sobald man dann das Herzerlebnis entdeckt hat, legt man die Hand wieder neben den Körper. Nicht selten berichten Übende, sie verspürten ihren Puls am Hals, Hand- oder Ellenbogengelenk, er diene ihnen als Leitschlag für das Herzerlebnis. Die Übung lautet jetzt:

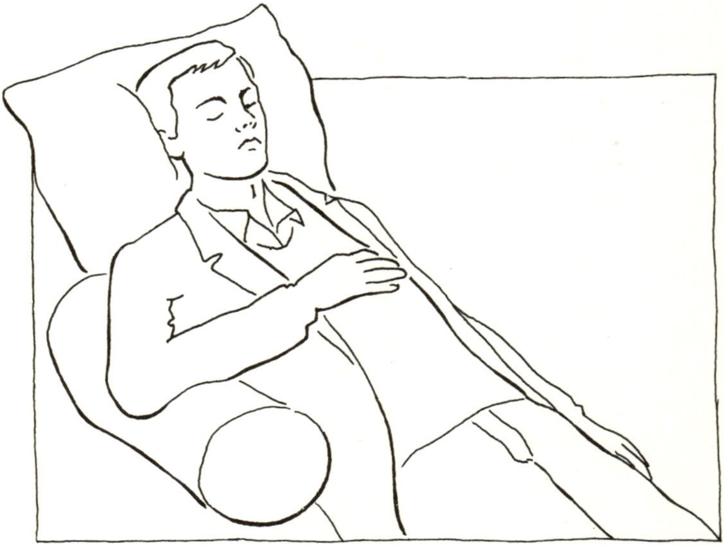

»Ich bin vollkommen ruhig und gelassen.
Arm ganz schwer, ganz schwer, schwer. (2 ×)
Ich bin vollkommen ruhig und gelassen.
Hand ganz warm, ganz warm, warm. (2 ×)
Ich bin vollkommen ruhig und gelassen.
Herz ganz ruhig und gleichmäßig. (4 ×)
Ich bin vollkommen ruhig und gelassen.
Arme und Beine entspannt und angenehm warm. (4 ×)
Herz ganz ruhig und gleichmäßig. (4 ×)
Ich bin vollkommen ruhig und gelassen.«
Zurücknahme: »Arme fest – tief atmen – Augen auf.«

Ein solcher Übungstext-Vorschlag sollte großzügig gehandhabt werden, kleben Sie bitte nicht an ihm.

## Die Atemübung

Das Ziel der Atemübung im AT ist die Passivierung der Atmung, das Erlebnis des »Es atmet in mir«.

Schon in der zweiten oder dritten Kursstunde berichten manche Teilnehmer, ihre Atmung sei mit wachsendem Trainingserfolg zunehmend ruhiger und gleichmäßiger geworden.

Die neue Übungsformel lautet: »Atmung ganz ruhig.«

Damit ist nicht gemeint, daß die Atmung bewußt beeinflußt werden soll. Im Gegenteil: Die Atmung soll sich von selbst entwickeln, man soll sich ihr hingeben »wie beim Schwimmen auf leicht bewegtem Wasser in passiver Rückenlage«, schreibt Schultz. Mit anderen Worten: Wir sollen es atmen lassen; die willkürliche Atemtätigkeit, das bewußte Atmen soll vermieden werden. Daher wählte Schultz als unterstützendes »Einschiebsel« die von seinen Teilnehmern gefundene Formulierung »Es atmet mich«, die weniger als Aufgabe zu verstehen ist denn als Ziel.

Es gibt keine für alle gültige »richtige« Atmung. Auch die Atmung hängt wie alle Organfunktionen von der jeweiligen Gemütslage ab, wie zahlreiche, uns allen vertraute Ausdrucksweisen enthüllen: Vor Aufregung stockt einem der Atem; ihr Atem flog bei dieser Nachricht; sein Atem ging stoßweise; seinen Atem dabei verlieren; nach Atem ringen und so fort.

Bei verspannten Menschen und in Affekten ist der Atem unregelmäßig und schwankt im Volumen. Daher empfiehlt auch der Wiener Psychotherapeut Heinrich Wallnöfer in solchen Fällen eindringlich die Schultzsche Ergänzung: »Atmung ganz ruhig und gleichmäßig.« Diese Formulierung ist für viele Menschen mit sensiblem Vegetativum von Vorteil.

Kursteilnehmer fragen regelmäßig, ob sie sich nicht lieber sagen sollen »Atmung *wird* ganz ruhig«, weil sie ja noch gar nicht ruhig sei. Im Prinzip ist das natürlich auch richtig. Aber unser Organismus reagiert anders, als wir es manchmal annehmen. Mit Hilfe neuerer Muskeltestverfahren läßt sich eindeutig zeigen: Die Formulierung »Atmung (ist) ganz ruhig« wird von unserem Organismus eher akzeptiert als die Formulierung »Atmung *wird* ganz ruhig«. Die Form »wird« scheint von unserem Organismus nur als Absichtserklärung aufgenommen zu werden. Daher hat es physiologische Vorteile, wenn man sie meidet. Unsere Übung lautet somit jetzt:

»Ich bin vollkommen ruhig und gelassen.
Arm ganz schwer, ganz schwer, schwer. (2 ×)
Ich bin vollkommen ruhig und gelassen.
Hand ganz warm, ganz warm, warm. (2 ×)
Ich bin vollkommen ruhig und gelassen.
Herz ganz ruhig und gleichmäßig, ruhig und gleichmäßig. (2 ×)
Ich bin vollkommen ruhig und gelassen.
Atmung ganz ruhig, ruhig und gleichmäßig. Es atmet in mir. (2 ×)
Ich bin vollkommen ruhig und gelassen.
Arme und Beine entspannt und angenehm warm. (2 ×)
Herz und Atmung ganz ruhig und gleichmäßig. (2 ×)
Es atmet in mir.
Ich bin (und bleibe) vollkommen ruhig und gelassen.«
Zurücknahme: »Arme fest – tief atmen – Augen auf.«

## Die Leibübung

Nachdem wir nun die Gliedmaßen und Brustorgane entspannen können, werden die Bauchorgane mit der Formel

»Sonnengeflecht strömend warm«

ruhiggestellt. Wie sehr auch sie von unseren Gefühlen und Empfindungen abhängen, mögen wiederum einige Volksweisheiten zeigen: Das liegt mir schwer auf dem Magen; einen empfindlichen Magen haben; das ist ja zum Kotzen; ihm ist eine Laus über die Leber gelaufen; das muß von der Leber herunter; mir kommt die Galle hoch; Gift und Galle spucken; man ärgert sich grün und gelb; das geht mir an die Nieren usw.

Auch die Muskulatur des Magendarmkanals reagiert sehr fein auf alle unsere Gemütsbewegungen, so daß es durch Angst tatsächlich zur spontanen Darmentleerung kommen kann. Umgekehrt kann es bei verkrampften Personen zu einer Stuhlverhärtung kommen.

Selbst die Verdauungsdrüsen registrieren feinste Unterschiede in unserer seelischen Verfassung ebenso genau, wie ein Seismograph die Erdbebenwellen aufzeichnet. Wenn einem also etwas wie Blei im Magen liegt, so heißt das, die Magendrüsen streiken. Sie fordern: Erst Entspannung, dann Essen.

Jeder von uns weiß, wie schnell Speicheldrüsen auf den Anblick oder den Geruch von Lieblingsspeisen mit einer vermehrten Tätigkeit antworten. Man glaube nicht, die Magendrüsen reagierten weniger fein. Und wer immer noch an der Macht der Vorstellung zweifelt, versuche nur, in Gedanken in eine Zitrone zu beißen – die Speicheldrüsen werden aus einem Saulus einen Paulus machen.

In den letzten hundert Jahren haben manche Ärzte das Glück und ihre Patienten das Pech gehabt, eine Magenfistel beobachten zu können bzw. eine zu besitzen. Die Fisteln waren durch Verletzungen verschiedenster Art entstanden. Durch dieses Magenfenster konnte man nun direkt auf die Magenschleimhäute schauen und deren Reaktionen auf seelische Störungen erkennen. Es ließ sich ganz klar erfassen, daß sich die Magenschleimhäute bei seelischen Belastungen ähnlich rot verfärbten, wie das Gesicht eines schüchternen jungen

Mannes, der von der heimlichen Dame seines Herzens angesprochen wird.

Wir lernen daraus: Nahezu jede Zelle unseres Körpers wird durch das vegetative Nervensystem erreicht, wodurch jede Zelle auch an unserer jeweiligen Stimmung teilnimmt. Die Schwelle dieser Mitempfindung ist bei jedem Menschen verschieden; sie kann auch bei den einzelnen Personen selbst wechseln – doch immer ist der Körper ein Knecht der Seele. So ist auch das bekannte Wort zu verstehen: »Die Seele steckt im Magen.« Natürlich, sie kann in nahezu jedem Organ stecken . . .

Wenn ein Mensch häufigen Stimmungsschwankungen unterworfen ist und bewußt oder unbewußt seelische Fehlhaltungen einnimmt, kann der Körper zum Prügelknaben, zum Sündenbock werden. Daher unser konsequenter Versuch, mittels des AT das vegetative Nervensystem einfühlend zu beeinflussen.

Das Sonnengeflecht, der Solarplexus der Boxer, gehört zum vegetativen Nervensystem; und zwar ist es sein größtes Nervengeflecht.

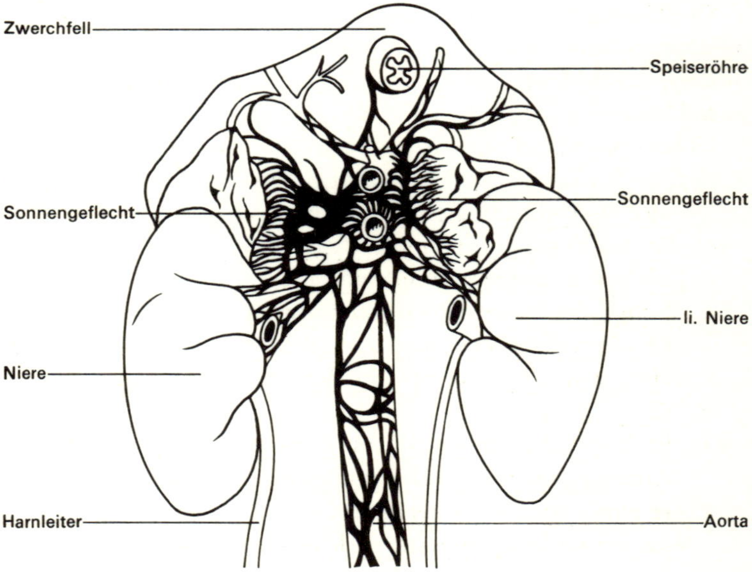


Sonnengeflecht
Magen entfernt, um Sonnengeflecht sichtbar zu machen

Es befindet sich hinter dem Magen, das heißt ganz in der Tiefe und zu beiden Seiten der mittleren Brustwirbelsäule. Man fühle den unteren Rand des Brustbeins und suche mit der anderen Hand den Nabel: In der Mitte zwischen beiden liegt in der Tiefe das Sonnengeflecht, das die Tätigkeit der Bauchorgane reguliert und unsere Stimmungen überträgt.

Subjektiv spüren die Übenden ein angenehmes Wärmegefühl im Oberbauch; manchmal wird der ganze Leib warm, und hin und wieder fühlt man auch die Wärme zuerst in der Nierengegend.

Wenn sich das Wärmegefühl nach zwei Wochen etwa noch nicht eingestellt hat, behelfen wir uns wieder mit bildhaften Vorstellungen: Man stellt sich vor, daß die Ausatmungsluft den Oberbauch verläßt; daß die pralle Sonne auf den Leib scheint; daß man ein Glas konzentrierten Alkohols auf leeren Magen getrunken hat; daß man etwas Warmes getrunken hat oder daß die von einem Heizkissen ausgehende Wärme in den Oberbauch eindringt. Die meisten Übenden können sich die autogenen Entspannungszeichen oder Sensationen leichter während der Ausatmungsphase vorstellen. Das gilt insbesondere für das Gefühl der Wärme im Oberbauch.

Die Übungsformel »Sonnengeflecht strömend warm« mußte in unseren Kursen nur selten umgeändert werden in »Bauch ganz warm« oder »Magen angenehm warm« oder »Nierengegend strömend warm«.

Unser bisheriges Trainingsprogramm lautet also jetzt:

»Ich bin vollkommen ruhig und gelassen.
Arm ganz schwer, ganz schwer, schwer. (2 ×)
Ich bin vollkommen ruhig und gelassen.
Hand ganz warm, ganz warm, warm. (2 ×)
Ich bin vollkommen ruhig und gelassen.
Herz ganz ruhig und gleichmäßig, ruhig und gleichmäßig. (2 ×)
Ich bin vollkommen ruhig und gelassen.
Atmung ganz ruhig, ruhig und gleichmäßig. (2 ×)
Es atmet mich. Es atmet in mir.
Ich bin vollkommen ruhig und gelassen.
Sonnengeflecht strömend warm, strömend warm, strömend warm. (2 ×)

Ich bin vollkommen ruhig und gelassen.
Arme und Beine entspannt und angenehm warm. (2–4 ×)
Herz und Atmung ganz ruhig und gleichmäßig. (2 ×)
Sonnengeflecht strömend warm, strömend warm, strömend warm. (2 ×)
Ich bleibe vollkommen ruhig und gelassen.«
Zurücknahme: »Arme fest – tief atmen – Augen auf.«

## Die Kopfübung

Die Wechselbeziehungen zwischen »Kopf« und emotionalen Faktoren hat der Volksmund auch hier wieder wunderbar durchschaut: Aus Verlegenheit einen roten Kopf bekommen; der Kopf raucht einem manchmal; einen klaren Kopf behalten; vor den Kopf stoßen; den Kopf hängenlassen; sich den Kopf über etwas zerbrechen; nicht wissen, wo einem der Kopf steht; kalter Kopf, warmes Herz; als einziger einen kühlen Kopf behalten; den Kopf halt kalt, die Füße warm, das macht den besten Doktor arm usw.

Seit langem werden in der Medizin warme Beruhigungsbäder mit kühlen Stirnkompressen erfolgreich verordnet.

Ursprünglich wählte Schultz die Formel: »Die Stirn ist ein wenig kühl.« Sie bewährte sich aber nicht so gut wie die heute von den meisten Ärzten gebrauchte: »Die Stirn ist angenehm kühl«, oder ganz einfach:

»Stirn angenehm kühl.«

Das unsichere »ein wenig« paßt schlecht zum Bild der Formeln und Vorsätze und hat manche Patienten verwirrt.

Die Kopfübung wird von vielen als etwas leichter empfunden als die vorhergegangenen Übungen. Wenn man zu Hause übt, liegt man oftmals so, daß der Kopf nahe einer Außenwand oder unter einem Fenster liegt. Von der Außenwand streicht meist ein kühler Hauch über die Stirn und erzeugt die angenehme Kühle, die wir erstreben. Ebenso herrscht meist in jedem Zimmer eine leichte Luftzirkulation, die bei Konzentration auf die Stirn als Kältegefühl spürbar wird. Um sicher zu sein, daß man hier nicht eine zu starke physikalische Schützenhilfe bekommt, kann man sich mitten im Zimmer hinlegen und kontrollieren, inwieweit nun die Stirn angenehm kühl wird oder nicht. Denn mitten im Zimmer ist die Luftbewegung erfahrungsgemäß am geringsten.

Vor einer eigenmächtigen Abänderung der Übungsformel, etwa in »Stirn ganz kalt«, warnt Schultz eindringlich. Auf diese Weise können Kopfschmerzen, vor allem Migräneanfälle, ausgelöst werden. Ebenso sind durch fehlerhafte Übungsformeln Zustände heraufbeschworen worden, die vom Schwindelgefühl bis zur Ohnmacht reichten.

Das gesamte Trainingsprogramm kann jetzt so aussehen:

»Ich bin vollkommen ruhig und gelassen.
Arm ganz schwer, ganz schwer, schwer. (2 ×)
Ich bin vollkommen ruhig und gelassen.
Hand ganz warm, ganz warm, warm. (2 ×)
Ich bin vollkommen ruhig und gelassen.
Herz ganz ruhig und gleichmäßig, ruhig und gleichmäßig. (2 ×)
Ich bin vollkommen ruhig und gelassen.
Atmung ganz ruhig, ruhig und gleichmäßig.
Es atmet mich. Es atmet in mir.
Ich bin vollkommen ruhig und gelassen.
Sonnengeflecht strömend warm, strömend warm, strömend warm. (2 ×)
Ich bin vollkommen ruhig und gelassen.
Stirn angenehm kühl, angenehm kühl, kühl. (2 ×)
(Nacken angenehm warm, angenehm warm, warm.) (2 ×)
Ich bin vollkommen ruhig und gelassen.
Arme und Beine entspannt und angenehm warm. (2 ×)
Herz und Atmung ganz ruhig und gleichmäßig. (2 ×)
Sonnengeflecht strömend warm, strömend warm, strömend warm. (2 ×)
Stirn angenehm kühl, angenehm kühl, kühl.
(Nacken angenehm warm, angenehm warm, warm.)
Der ganze Körper ist entspannt und angenehm warm.

Ich bleibe vollkommen ruhig und gelassen.«
Zurücknahme: »Arme fest – tief atmen – Augen auf.«

Anstelle der Stirnübung kann man – vor allem bei der Einschlafübung – auch die Nackenübung wählen. In meinen Kursen lasse ich beide Übungen hintereinander durchführen. Wegen der Nackenversteifungen bei zahlreichen Menschen, die viel sitzen müssen, dürfte die Nackenübung als unterstützende Maßnahme in der orthopädischen Behandlung besonders wichtig sein. Solange der Trainierende die AT-Übungen noch nicht sicher beherrscht, ist es ratsam, nach dem angeführten oder erlernten Schema vorzugehen. Später, wenn einem die Übungen in Fleisch und Blut übergegangen sind, kürzt man sie ab:

»Ruhe –
Schwere –
Wärme –
Es atmet in mir –
Leib strömend warm –
Nacken angenehm warm.«
Zurücknahme: »Arme fest – tief atmen – Augen auf.«

Oder:

»Ich bin vollkommen ruhig –
Gelassen –
Entspannt –
Warm –
Ich bleibe ruhig und gelassen.«
Zurücknahme: »Arme fest – tief atmen – Augen auf.«

Ich kenne sehr erfahrene und regelmäßig Übende, die sich mit größtem Erfolg nur sagen: »Ruhe – Schwere – Wärme« und als Zurücknahme nur gähnen. Das ist ein Erfolg, der am Ende langjähriger Bemühungen automatisch (bedingt reflektorisch) eintritt.

## »Protokollarisch« vorgehen

Protokolle sind nicht jedermanns Sache. Für uns aber haben sie viele Vorteile. Wenn die Kursteilnehmer genau ein Übungsprotokoll führen, kann der Arzt aus den täglich erreichten Ergebnissen wichtige Rückschlüsse ziehen. Dies gilt besonders, wenn Störungen auftreten oder Übungserfolge sehr lange auf sich warten lassen. Außerdem ist eine exakte »Buchführung« natürlich auch von erzieherischem Wert. Manche Teilnehmer sind mit Recht stolz auf ihre Protokolle, in denen sie später blättern wie in einem Familienbuch.

Hier nun ein Beispiel, wie ein 33jähriger Sozialarbeiter sein Übungsprotokoll führte:

»1. Tag: Während der ersten Kursstunde das Schweregefühl im rechten Arm nur bei der Fremdsuggestion durch den Kursleiter gespürt, dagegen nicht beim selbständigen (autogenen) Üben. Zu Hause im Liegen: ein leichtes Schweregefühl stellt sich ein.

2. Tag: Morgens im Liegen: Ich kann mich schlecht konzentrieren, das Zwitschern der Vögel stört mich. Nachmittags: Im Dienst habe ich es versucht, aber es klappt nicht. Abends im Liegen: schwaches Schweregefühl; überraschend schnell eingeschlafen, ohne vorher zurückgenommen zu haben.

5. Tag: Morgens im Liegen: Es klappt nicht, habe zuviel im Kopf. Kann mich auch schlecht distanzieren oder konzentrieren. Nachmittags im Auto: Hatte Außendienst, auf Rückfahrt von K. am Rande der Straße gehalten; geübt. Schwere im Arm sofort, dann auch im rechten Bein. Große Freude im Auto!! Fahrende Wagen haben nicht gestört. Hoffnung. Abends im Liegen: Schwere ganz deutlich im rechten Arm, auch etwas Kribbeln, jedoch nichts im Bein.

7. Tag: Bei der Fremdsuggestion durch Kursleiter deutlich Schwere und Wärme im Kurs erzielt. Bei der zweiten Übung, ohne Vorsprechen des Kursleiters, wieder schwaches Gefühl der Schwere und leichtes Kribbeln im rechten Arm.

10. Tag: Morgens im Liegen: Endlich auch morgens Schwere gespürt; das Tschilpen der Spatzen stört mich nicht mehr so. Im Dienst: Schwere – ja, aber Wärme nur schwach. Dennoch, die große Ruhe kehrt ein, frisch und erholt. Abends im Liegen: Schwere und Kribbeln im rechten Arm. Wieder sofort eingeschlafen.

14. Tag: Im Kurs klappte die erste Übung wunderbar, bei der zweiten unkonzentriert, über mein Innenleben gestolpert. Zu Hause im Liegen war ich wieder konzentriert, sogar das Herz etwas gespürt.

20. Tag: Morgens fällt es mir immer am schwersten, um so wichtiger scheint mir die Übung. Im Dienst: Regelmäßig erreiche ich jetzt Ruhe, Schwere und Wärme. Abends im Liegen: Das Einschlafen geht stets wie eine Blitzaktion vor sich. Die Generalisierung klappt bei jeder Abendübung.

28. Tag: Bei der Fremdsuggestion blutvolle Wärmewelle durch den ganzen Körper verspürt, vor Freude darüber bei Atemübung unkonzentriert. Auch bei der eigenen Übung intensive Wärme erlebt.

42. Tag: Müßte mich eigentlich als Musterschüler fühlen, wiederum auf Anhieb die neue Übung geschafft; aber nicht nur der Leib, der ganze Körper wurde bei der Fremdsuggestion wieder von einer Woge der Wärme durchflutet. Bei der Eigenübung kein so deutlicher Erfolg.

50. Tag: Auch morgens die Übungen verwirklicht. Es wird besser auf der ganzen Linie. AT am Morgen ist eine gute Basis für den Tag. Bei der Mittagsübung tritt Schwere und Wärme reflexmäßig ein, ohne daß ich mich groß konzentrieren muß. Abends wie immer beim Üben viel zu schnell eingeschlafen.

63. Tag: Morgens nicht geübt, muß schnell zur Tagung in D. Dort in der Mittagspause im Vortragssaal geübt. Die Generalisierung ließ etwas auf sich warten, aber schließlich klappte es gut. Abends im Kurs: Den ›Geisterhauch‹ sofort bei der Fremdsuggestion gespürt, beim AT-Üben noch nicht. Als formelhaften Vorsatz wähle ich erst einmal die vertraute Formel ›Ich bin vollkommen ruhig und gelassen‹. Das ist bei mir nie falsch, obwohl ich in allem schon ruhiger geworden bin – nur noch nicht zu Hause.

70. Tag: Den Kurs heute beendet. Sehr wertvoll für mich; möchte das AT nicht mehr missen. Für mich sind Morgen- und Mittagsübungen wichtiger als das Abendtraining, da ich zu schnell einschlafe. Vielleicht hilft mir der neue Vorsatz: ›Bleibe beim Üben wach.‹ Wenn das nicht hilft, muß ich es mit ›ganz wach‹ versuchen.

84. Tag: Morgens: Natürlich, es klappte. Der ganze Körper ist Ruhe, Schwere und Wärme. Im Büro bin ich mit Sicherheit ruhiger und ausgeglichener als früher, zu Hause leider noch nicht immer. Die

Nachmittagsübung erfolgreich in einer Besprechungspause durchgeführt. Abends im Liegen: Der Vorsatz ›Bleibe beim Üben wach‹ reicht für mich aus. Abends schon mehrfach das Gefühl gehabt, als ob die Arme, vor allem jedoch die Hände, frei im Raum schwebten.

99. Tag: Insgesamt gesehen fühle ich mich mit dem AT viel besser als ohne Training. Schon wenn ich mir das Wort ›Ruhe‹ vorstelle, bin ich ruhig. Immer wieder merke ich den Erfolg im Dienst, bei ungewöhnlichen Situationen und im Gespräch mit aggressiven Klienten. Aber im Zusammenleben mit meiner Frau erkenne ich, wie schwer es ist, in allen Situationen die Ruhe zu bewahren. In den nächsten Kurs schicke ich meine Frau, ich werde auf das Kind aufpassen. Wir hätten tatsächlich beide zusammen hingehen sollen, wie der Doktor es empfohlen hatte. Wenn ich heute nach erst drei Monaten des Übens abwägen soll, wie sich das AT auf mich ausgewirkt hat, so würde ich sagen, der Vorsatz ›Ich bin vollkommen ruhig und gelassen‹ hat sich wortwörtlich verwirklicht; das Zusammenleben mit meiner Frau ist dadurch besser geworden, und das Schlafen ist eine Pracht geworden. – Ich habe die feste Absicht, regelmäßig weiter zu üben.«

Soweit das Protokoll des Kursteilnehmers. In dem Kapitel über Entladungen und Begleiterscheinungen werden weitere Protokollausschnitte angeführt.

## Der häufigste Fehler beim autogenen Trainieren

Der häufigste und schwerste Fehler ist zweifellos das unsystematische Üben. Jedoch: Ohne systematisches Üben kann nichts erreicht werden, betont Schultz mehrfach. Nur Übung macht den Meister.

Nicht umsonst ist – trotz gewisser Mängel, die ihr anhaften – die Bezeichnung Autogenes Training gewählt worden. Gewiß ist es nicht jedermanns Sache zu trainieren, noch dazu, systematisch zu trainieren. Jedes Training erfordert Charakter. Umgekehrt bildet aber auch jedes Training den Charakter aus. Gerade labile Menschen können sich auf diese Weise in doppelter Hinsicht Hilfe versprechen.

Systematisch vorgehen heißt in erster Linie, schul-, lehrgangsgerecht vorgehen. Das gilt also auch für den Lehrgangsleiter; er sollte sich im Interesse der Zuhörer bemühen, das AT so darzubieten, wie es die Absicht seines Schöpfers war – und wie der neueste Stand der Wissenschaft es erfordert. Denn zum Glück und zum Beweis dafür, daß diese Methode noch lebendig ist, wird das AT ständig ein wenig abgeändert und verbessert. Wäre das nicht der Fall, so würde es bald einer auf den letzten Forschungsergebnissen beruhenden neuen Methode weichen müssen.

Selbstverständlich muß auch der Übende systematisch vorgehen. Wenn aber der Kursleiter unsystematisch ist, werden die Teilnehmer es ebenfalls sein. Der Lehrgangsleiter wird daher nicht umhinkönnen, in jeder Stunde zu betonen, wie wichtig das planvolle, das zielgerichtete Einüben ist. Manche Lernenden glauben, mit einmaligem Üben am Tage auskommen zu können. Das trifft jedoch nur für diejenigen zu, die sich gut konzentrieren können. Der Mehrzahl wird hierdurch nicht genügend geholfen.

Einige Teilnehmer halten nicht bis zum Ende des Kurses durch. Zwar springen von den AT-Kursen erfahrungsgemäß viel weniger Hörer ab als z. B. von anderen Volkshochschullehrgängen. Dennoch wird sich ein kritischer Kursleiter fragen, welches die Gründe für das Wegbleiben dieser Teilnehmer sind. Solange nicht mehr als 20 Prozent der Hörer in den letzten zwei Stunden fehlen, braucht sich nach meinen Erfahrungen der Kursleiter keine Sorgen zu machen.

Genau wie bei denen, die nach absolviertem Kurs zu früh mit ihrem Training aufhören, spielt hier zweifellos ein Mangel an Motivation die entscheidende Rolle. Der Kursleiter wird sich also überlegen, ob er klar genug herausgestellt hat, wie vorteilhaft lebenslanges Üben ist, wie notwendig es für ein Leben in Gesundheit und wie erfreulich auch seine Auswirkungen im Zusammenleben mit anderen Menschen sind. Selbstverständlich kann man nicht jeden überzeugen, aktivieren und stimulieren. Nicht wenige Teilnehmer sind blockiert und halten deshalb nicht lange durch. Das nannte man früher »kleinmütig«. Durch den formelhaften Vorsatz »Ich bin mutig und frei« haben schon einige Kursteilnehmer mehr Langmut entwickelt. Auch Raucher, die bereits öfter versucht haben, das Rauchen aufzugeben, und Übergewichtige, die schon einige mißglückte Anläufe zum Abnehmen hinter sich gebracht haben, können bei genügend starker Motivation von diesem Vorsatz profitieren.

Wer erst einmal eine Zeitlang, vielleicht ein Jahr lang, regelmäßig trainiert hat, dem wird das Trainieren bald zu einem inneren Bedürfnis. Gewohnheiten haben als Spinnweben begonnen, bevor sie zu Drähten wurden – eine alte Weisheit, die sich im modernen Gewand so ausnimmt: Verhaltensweisen, deren ursprüngliche Motivation bestimmte Bedürfnisse waren, können ihren Antrieb in sich selbst finden. Man spricht von einem Rückkoppelungseffekt oder einem Feedback. Auf diese Weise kann die Gewohnheit zur zweiten Natur werden, unter Umständen sich sogar zum Tyrannen entwickeln, wie schon die alten Römer wußten.

Gewöhnen wir uns also daran, systematisch autogen zu trainieren, damit es uns zum inneren Bedürfnis wird, autogen zu trainieren.

# Anwendungsgebiete für Gesunde

## Nichts Menschliches ist vollkommen

Am häufigsten findet das AT bei der großen Schar von Menschen Anwendung, die sich weder krank noch gesund fühlen. Wenn man die Kursteilnehmer fragt, wer von ihnen sich denn gesund fühle und wer krank, so zeigt sich, daß die meisten unentschlossen sind und noch nicht darüber nachgedacht haben, ob sie sich zu den Gesunden oder Kranken zählen sollen.

Erläutert man den Begriff der Gesundheit vorher und fragt danach, wer sich weder krank noch gesund fühle, so melden sich in der Regel fast alle. Soll das heißen, daß die Gesundheit unerreichbar ist und wir immer nur nach ihr streben können? Oder erklärt es sich damit, daß gerade die Menschen an den Kursen teilnehmen, die gesünder werden möchten?

Aus der sogenannten Midtown-Manhattan-Studie ergibt sich dies: 60 Prozent der Bevölkerung dieses Stadtteils von New York leiden an »erheblichen neurotischen und psychosomatischen Symptomen«. Unter psychosomatischen Störungen wird hier eine Sonderform der neurotischen Entwicklung verstanden.

In Berlin untersuchte Esther Winter 200 »gesunde arbeitsfähige Angestellte aus sehr verschiedenen sozialen Gruppen eines großen Betriebes« mit ähnlichem Ergebnis: 64 Prozent der arbeitsfähigen Angestellten wiesen deutlich erkennbare neurotische Störungen auf.

Auf Anregung des baden-württembergischen Arbeitsministeriums in Stuttgart forderten sechs südwestdeutsche Ortskrankenkassen ihre Mitglieder auf, sich im Zeitraum September 1969 bis Januar 1970 einer ärztlichen Vorsorgeuntersuchung zu unterziehen. 50 000 Versicherte wurden angeschrieben, 31 476 machten von der Möglichkeit dieser kostenlosen und gründlichen Untersuchung Gebrauch. Nur bei 10 187 der Untersuchten waren keine medizinischen Maßnahmen erforderlich. Rund 68 Prozent mußte geraten werden, sich in ärztliche Behandlung zu begeben. Neue und bisher noch nicht bekannt gewesene Krankheiten wurden bei jeder siebenten untersuchten Person festgestellt, in der Gruppe der jungen Mädchen zwischen 15 und 19 Jahren sogar bei jeder fünften.

Wenn diese letztgenannte Untersuchung auch unter einem anderen Blickwinkel durchgeführt wurde – die Schlußfolgerung bleibt die gleiche: Rund zwei Drittel der Bevölkerung müssen ganz erheblich mehr für die Gesundheit tun als bisher. Teils muß eine ärztliche Untersuchung eingeleitet werden, teils müssen falsche Gewohnheiten abgelegt werden – unstreitig jedoch muß sich dieser große Teil der Bevölkerung aktiv und sofort um eine gesunde Lebensweise bemühen. Denn Krankheit ist ein Alarmsignal; man muß einhalten und nachdenken: Habe ich etwas falsch gemacht? Was kann ich in Zukunft besser machen als bisher? Krankheit heißt oft auch: ich muß mich ändern.

Auf jeden Fall bietet sich neben der Bewegung, neben knapper und abwechslungsreicher Kost das AT als dritte große Säule der Gesundheit an, als eine Möglichkeit, Gesundes zu stärken und Ungesundes zu verdrängen. Schon mehren sich die Stimmen derer, die es, wie beispielsweise Professor M. Schär, Direktor des Instituts für Präventivmedizin der Universität Zürich, als ungerecht empfinden, wenn gesundheitsbewußt Lebende das erhöhte Krankheitsrisiko von unvernünftig Lebenden mittragen müssen.

In diese Richtung tendiert auch ein Urteil des Düsseldorfer Arbeitsgerichts aus dem Jahre 1970: Gewöhnt sich ein Arbeitnehmer das Rauchen nicht ab, obwohl dies seiner Gesundheit abträglich ist, und muß er der Arbeit laufend fernbleiben, weil er aufgrund des für ihn zu intensiven Nikotingenusses an Kreislauf- beziehungsweise Herzschwäche leidet, so kann er unter Umständen seinen Kündigungsschutz verlieren.

Nun kann zwar jeder nach seiner eigenen Fasson selig werden, aber die Konsequenzen unvernünftiger Lebensweise können einem angelastet werden, vor allem wenn es sich um wiederholte Verstöße handelt. Vielleicht wird man eines Tages derartige selbstverschuldete

Krankheiten nicht mehr als Privatsache dulden, und die Mitbürger und Steuerzahler werden es ablehnen, die Rechnung zu begleichen.

Ganz gesundheitsbewußt leben, alle gesundheitlichen Regeln geflissentlich und peinlich genau befolgen, ist keinem normalen Sterblichen möglich, es sei denn, seine pedantische Gewissenhaftigkeit wäre Symptom einer psychischen Fehlhaltung. Unserer Schwächen wohl bewußt, werden wir dennoch nicht umhin können, so gesund zu leben, wie es uns möglich ist. Auch bei diesem Versuch leistet das AT uns eine wertvolle Hilfe.

## Der Mensch – das »tragische Tier«

Man hat den Menschen einmal als das »tragische Tier« bezeichnet, als das Wesen, das sich Vollkommenheit und Vervollkommnung zwar vorstellen könne, jedoch über die gedankliche Wunschvorstellung nicht weit hinauskomme. Für tragisch brauchen wir unsere Situation aber nicht zu halten, denn »wer immer strebend sich bemüht, den können wir erlösen«, tröstet Goethe den schwachen und unvollkommenen Menschen. Vollendet, fehlerfrei werden wir auch mit dem AT nicht.

Das betrifft ganz besonders die Gesundheit. Als gesund kann man wohl einfach einen Menschen bezeichnen, der gut mit seinem Leben und seiner Arbeit fertig wird und die ihm gestellten Aufgaben erfüllt. Man kann aber auch die umfassende Definition der Weltgesundheitsbehörde wählen, die von hervorragenden Fachleuten geprägt wurde: Gesundheit ist körperliches, psychisches und soziales Wohlbefinden und nicht allein das Freisein von Krankheiten. In diesem Ausspruch steckt etwas von der Paradies-Sehnsucht des »tragischen Tieres« Mensch, von der Sehnsucht nach Glückseligkeit, nach Gott, nach der Vollkommenheit. Mit Hilfe des AT gelingt es uns manchmal, einen Zipfel solcher Glückseligkeit zu erhaschen, wenn sich dies auch nicht erzwingen läßt. Damit aber ist das AT kein Ersatz für das Gebet oder die Religion oder gar identisch mit ihnen.

Die Sehnsucht, manchmal auch die Sucht, dem Alltag zu entfliehen, sich der Bürde der Pflichten und Zwänge, den Erwartungen und Verpflichtungen zu entziehen, hat es immer gegeben. Das AT kann uns dazu verhelfen, daß wir den Aufgaben und Schwierigkeiten des Alltags gelassener gegenübertreten und unser Trachten nach einem irdischen Paradies als das sehen, was es ist – ein Traum.

## Der Traum von der psychischen Gesundheit

»Seelische Gesundheit – die Fähigkeit mit sich und anderen auszukommen« lautet der Titel einer von der Bundeszentrale für gesundheitliche Aufklärung herausgegebenen Informationsschrift. Wie wichtig die seelische Gesundheit ist, besagt der schöne Satz: Die Gesundheit der Seele ist die Seele der Gesundheit.

Seelische Gesundheit heißt, zuerst das Gute sehen, die Schwächen begreifen und dennoch das Positive bei Mitmenschen und nicht zuletzt auch bei sich selbst erkennen. Das setzt auch eine gewisse Freiheit von Angst voraus sowie eine Freiheit von Haßgefühlen. Wer nach seelischer Gesundheit strebt, sollte ein wichtiges Ziel nicht aus dem Auge verlieren: die Harmonie. Er sollte allen Menschen frei und wohlwollend gegenübertreten können. In diesem Sinne hört man von den autogen Trainierenden häufig Bemerkungen wie: »Ich bin ein ganz anderer Mensch geworden«; »Ich fühle mich freier und mutiger«; »Ich ruhe jetzt in mir selbst« oder »Nichts kann mich mehr erschüttern«.

Den Begriff seelische Gesundheit will uns die Psychohygiene näherbringen, die eine »legitime Tochter der Hygiene« ist. Ebenso wie jeder Mensch Hygiene betreiben muß, sollte sich auch jeder um die Verwirklichung psychohygienischer Grundsätze bemühen. Daß es immer nur mit Blickrichtung auf den »Strom des Lebens« geschehen muß, ist selbstverständlich – der Mensch ist nun einmal ein soziales Wesen. Selbst wenn er ausflippt aus der Gesellschaft, sollte er sich fragen: Was kann ich tun, um das Beste für mich und die Gesellschaft daraus zu machen? Nur so wird aus einem banalen ein schöpferisches Abenteuer. Wie sehr das AT auch hier helfen kann, hat mein Abenteuer bewiesen.

Der Mensch als anfälliges und gefährdetes Mängelwesen ist geradezu verurteilt, nach Hilfen Ausschau zu halten, mit denen er die seelischen Gefahren in der Kindheit, die Unvollkommenheit der

Eltern und der Umwelt, die Enttäuschungen im Berufsleben und in der Ehe sowie die Entbehrungen im Alter besser überstehen kann. Kleine Ursachen, nebensächliche Bedingungen können gerade in der seelischen Entwicklung schwerwiegende Folgen haben. Würde hier rechtzeitig und systematisch autogen trainiert – die Welt wäre ein wenig besser, das Zusammenleben und -arbeiten angenehmer.

Mehr noch: Wenn man schon in den Schulen systematisch autogen trainierte, könnte die Welt von innen heraus gesunden. Daß auch damit noch keine irdische und menschliche Vollkommenheit erreicht werden wird, ist klar. Und ebenso klar ist, daß auch Krankheiten den Menschen weiterhin begleiten werden. Dennoch meine ich, das AT könnte mehr Krankheiten und Verhaltensstörungen verhüten als alle Ärzte, denen nach wie vor die kurative Medizin näher ist, vielleicht auch näher sein muß.

## Von posthypnotischen Suggestionen zu formelhaften Vorsätzen

Erfolge werden von den Trainierenden in großem Umfang durch die formelhafte Vorsatzbildung erzielt. Was sind formelhafte Vorsätze? Sie lassen sich am besten erklären, wenn wir uns der Hypnose des Handwerkers erinnern. Schultz hatte ihm in der Hypnose suggeriert, eine auf seine Hand gelegte Münze sei glühend und würde eine Verbrennung hervorrufen. Der Handwerker kam dann nach 14 Tagen wieder und berichtete, jeden Morgen zeige sich auf seinem Handrücken eine schmerzlose Blase, die im Laufe des Tages wieder verschwand. Schultz war eine Panne unterlaufen. So wie ein Chirurg einen Tupfer bei einer Bauchoperation im Leib des Patienten vergessen kann, kommt es vor, daß ein Hypnotiseur vergißt, eine Suggestion zurückzunehmen. Eine in der Hypnose transplantierte Suggestion setzt sich ohne Bedenken durch, sie wirkt posthypnotisch nach. Der ganze Spuk verschwand sofort, nachdem Schultz sie in der Hypnose wieder zurückgenommen hatte.

Wenn also schon eine völlig sinnlose und unmotivierte Suggestion noch nach Wochen eine so tiefgreifende Wirkung erzielen kann, wieviel leichter müßte dann eine von Arzt und Patienten gleichermaßen motivierte Suggestion nachhaltige Folgen haben, sollte man meinen. Aber ganz so ist es leider nicht. Dennoch, so beobachtete schon der Dichter Novalis (1722–1801), ist unser Körper schlechterdings fähig, vom Geist nach Belieben in Bewegung gesetzt zu werden.

Wir sind tagtäglich Suggestionen ausgesetzt. Der russische Neurologe Wladimir Bechterew (1857–1927) sagte einmal von der Suggestion, der von einem anderen stammende Gedankeninhalt schleiche sich wie ein Dieb in der Nacht ins Haus ein und verlasse es am Tag als Hausherr verkleidet. Alles, was ins Unbewußte gelangt, kann als Suggestion wieder auftauchen. Das Bewußtsein hat nichts damit zu tun. Suggestionen sind letztlich immer Autosuggestionen. Das gilt auch für die Hypnose. Wenn man einem Probanden in der Hypnose sagt, er solle eine Vase sofort nach seinem Aufwachen verrücken, so wird er es tun. Und auf die Frage, warum er diese Vase verstellt habe, wird er antworten, sie habe ihn an ihrem alten Platz gestört und sehe an dem neuen besser aus.

Die außerordentlich intensive Wirkung solcher Wortsuggestionen beruht dem Nobelpreisträger I. P. Pawlow (1849–1936) zufolge auf dem Zustandekommen abgegrenzter Erregungen im Bereich einer im Tonus herabgesetzten Hirnrindentätigkeit. Auch heute weiß man noch nicht viel mehr darüber, was während der Hypnose im einzelnen vorgeht.

Die Hirnrindentätigkeit reduzieren können auch wir, wenn wir uns mit Hilfe des AT versenken und dazu, wie dies bei den verschiedensten, dem Schultzschen Training verwandten Suggestionsmethoden regelmäßig empfohlen wird, die Zeit vor dem Einschlafen wählen. Dabei gelangen wir auch automatisch in einen Zustand geänderter Aufmerksamkeit, der hypnoid genannt wird und Gemeinsamkeiten mit der Hypnose aufweist.

Nicht verschwiegen werden soll, daß stark motivierte Vorsätze manchmal auch ohne große Vorbereitung wirken. Ozeansegler berichten, eine falsche Bewegung des Bootes oder eine sich plötzlich ändernde Segelstellung habe sie aus dem Schlaf gerissen. Das geschieht um so eher, je mehr Verantwortung die Betreffenden zu tragen haben.

Eine Mutter kann den größten Straßenlärm überhören, das leise Wimmern ihres Säuglings aber wird sie hellwach machen. Einen solchen konditionierten Ammenschlaf kannten auch manche Frontkämpfer im Ersten Weltkrieg: Beim Trommelfeuer schliefen sie, sobald jedoch Ruhe eintrat, wachten sie auf. Sie wußten, daß jetzt zum Sturmangriff angesetzt wurde.

Ein anderes Beispiel zeigt, daß auch ganz banale Gründe uns aus dem Schlaf aufwachen lassen können – das sogenannte Terminerwachen. Viele Menschen, die eine Dienst- oder Urlaubsreise antreten wollen und aus diesem Grunde ausnahmsweise besonders früh aufstehen müssen, wachen tatsächlich zur gewünschten Zeit auf. Aber oft haben sie unruhig geschlafen und alle halbe Stunde auf den Wecker geschaut.

Mit Hilfe der autogenen Vorsatzbildung kann jeder diesen inneren Kopfuhr-Mechanismus erwerben oder vervollkommnen. Man kann sich zum Beispiel sagen:

»Nach festem (ruhigem) Schlaf bin ich um fünf Uhr wach«

oder dergleichen.

Als ich während meiner Assistentenzeit an einer Hamburger Klinik in einem Vorort der Stadt wohnte, mußte ich täglich 30 Minuten mit dem Zug fahren, von denen ich auf der Heimreise 25 Minuten schlief. Nie bin ich zu weit gefahren, auch spätabends nicht. Den formelhaften Vorsatz habe ich dabei nach jeder Übungsformel wiederholt, zu Beginn häufiger und nach monatelanger erfolgreicher Anwendung dieser Methode nur jeweils einmal. Das lautete dann so:

»Ruhe –
in 25 Minuten bin ich hellwach (2–5 ×)
Schwere –
in 25 Minuten bin ich hellwach (2–5 ×)
Wärme –
in 25 Minuten bin ich hellwach (2–5 ×)
Herz und Atmung ruhig und gleichmäßig –
in 25 Minuten bin ich hellwach (2–5 ×)
Leib strömend warm –
in 25 Minuten bin ich hellwach (2–5 ×)
Stirn angenehm kühl –
in 25 Minuten bin ich hellwach« (2–5 ×)

Falls ich bis zur Kopfübung noch nicht eingeschlafen war, pendelte ich mich ein auf das zum Einschlafen sehr wirksame

> »Leib strömend warm –
> in 25 Minuten bin ich hellwach –
> Leib strömend warm« usw.

Je mehr Routine man bekommt, desto leichter kann das Einschlafen auf Vorsatz bei jeder sich bietenden Gelegenheit erfolgen. Bei sonstiger Anwendung jedoch wird man sich die formelhaften Vorsätze erst in der Versenkung geben, also nach der letzten Übungsformel.

Den posthypnotischen Suggestionen der Hypnose entsprechen die formelhaften Vorsätze des AT. Sie können tatsächlich eine »hypnotische Kraft« besitzen, und man kann sie bei erfolgreicher Übung der Wirkung der posthypnotischen Suggestionen gleichsetzen.

Wenn wir uns der formelhaften Vorsätze bedienen, in der Absicht, Krankheitssymptome zu beeinflussen, muß die Diagnose ärztlich gesichert sein.

## Wie gebraucht man formelhafte Vorsätze?

Die sechs Grundübungen harmonisieren die Organfunktionen. Bei vielen Teilnehmern wurden Schwächen und Beschwerden schon durch die ersten beiden Grundübungen gemildert, nicht selten verschwanden sie auch vollständig.

So berichtete eine 39jährige Sekretärin, die gern das Rauchen aufgeben wollte, zu Beginn der vierten Stunde, daß ihr dies jetzt ohne weiteres gelungen sei. Sie habe ganz einfach keinen Appetit mehr auf Zigaretten. Eigentlich habe sie auch nur geraucht, weil sie innerlich unruhig war. Da sie jetzt ruhiger geworden sei, brauche sie auch keine Zigaretten mehr.

Und ein 55jähriger Beamter erzählte schon in der dritten Stunde, seine seit früher Kindheit auftretenden Migräneanfälle hätten sich zum ersten Mal in seinem Leben so weit gebessert, daß er keine Tabletten mehr einnehmen müsse.

Wer jedoch mit seinem bisherigen Trainingserfolg noch nicht so recht zufrieden ist, kann sich die Kraft der Vorstellung mit Hilfe der Autosuggestionen besonders gut zunutze machen. Dazu bedient er sich der formelhaften Vorsätze.

Im allgemeinen wird man die abendliche Einschlafsitzung für das Haftbarmachen der Suggestionsformeln bevorzugen. Sobald man die »organismische Umschaltung« beherrscht, wird man sich nur sagen: »Ruhe – Schwere – Wärme – Herz und Atmung ruhig und gleichmäßig – Sonnengeflecht (Leib) strömend warm – Stirn angenehm kühl«, um sich dann die formelhaften Vorsätze während einer Sitzung etwa 10- bis 30mal so intensiv wie möglich »einzuverleiben«. Sie müssen regelrecht »im Unbewußten vergraben« werden, damit sie später aus dem Unbewußten wirken können. Je tiefer man sich versenkt, je mehr man die Außenreize abschaltet, desto besser lassen sich die Vorsätze verankern.

Dennoch bleibt hier viel Spielraum für individuelles Vorgehen. Die Hineinbildung von Suggestionen ins Unbewußte kann dadurch gefördert werden, daß man die formelhaften Vorsätze mit der Ausatmungsphase verbindet. Einige koppeln sie lieber mit dem Herzschlag, und zwar derart, daß sie sich bei jedem Herzschlag eine Silbe des Vorsatzes einprägen. Das erinnert an das »Herzensgebet«, das früher in der russisch-orthodoxen Kirche (heute noch vereinzelt auf dem Berge Athos) praktiziert wurde: Denksprüche religiösen Inhaltes werden mit dem Puls- oder Herzschlag verkettet und so zu einem Teil des Betenden selbst.

Wenn man während des Übens – etwa durch Lärm – gestört wird, kann man seine Vorsätze auch herunterleiern: dann fällt die Konzentration leichter. Die Wirkung mag dadurch zwar etwas verwässert werden, sie ist aber dennoch vorhanden. Schon Freud wies darauf hin, daß ständige Wiederholung ein Mittel sein kann, das Unbewußte zu erreichen.

Man wird auch nicht unbedingt nach einer kurzen Störung oder Unterbrechung des Trainings wieder alle Grundübungen von vorn beginnen müssen. Häufig wird es so sein, daß mit dem Beginn der formelhaften Vorsatzbildungen der Reflex Ruhe – Schwere – Wärme usw. automatisch abläuft. Nicht nur das: Wer stets am selben Ort üben kann, wird erfahren haben, daß diese »Platte« schon beim Einnehmen der Übungsstellung abläuft. Bei Kindern scheint das besonders häufig der Fall zu sein. Der Erfahrene kann daher oftmals auf die Grundformeln verzichten, wenn er es eilig hat. Er beginnt dann sofort mit dem Einbauen seines Denkspruchs. Anfängern ist diese Praktik nicht zu empfehlen.

Grundsätzlich empfiehlt es sich, jeweils nur einen formelhaften Vorsatz zur Zeit »einzubetten«. Dennoch haben sich experimentierfreudige Teilnehmer meiner Kurse auch zwei Vorsätze in einer Sitzung vorgenommen – offenbar mit gutem Erfolg. Am besten wird man in diesem Fall die beiden Formelinhalte in einem einprägsamen Vers oder Satz miteinander verbinden.

## Welche Vorsätze wirken am besten?

Hierzu gibt der sehr erfahrene Psychotherapeut, Seelsorger und Pädagoge Klaus Thomas, Berlin, zahlreiche Hinweise. Die erste Empfehlung lautet:

Formelhafte Vorsätze sollten kurz sein.

»Kurs West«, »Ich schaffe es« – knapper ließen sich meine Vorsätze nicht formulieren. Diese kommandoartige Kürze hat Vorteile, wie sich auch aus den Berichten der Übenden ergibt. Daß jedoch lange Vorsätze ebenfalls gewählt werden können, ist selbstverständlich.

Die zweite Empfehlung lautet:

Formelhafte Vorsätze sollten möglichst positiv sein.

Aber schon Schultz trat der vielfach im Laienschrifttum verbreiteten Auffassung entgegen, wonach nur positive Suggestionen wirken, und wies darauf hin, daß sowohl Verbote als auch Gebote von Nutzen sind. Bevor jedoch jemand ein Verbot als formelhaften Vorsatz wählt, sollte er sich überlegen, ob er sein Anliegen nicht auch positiv genausogut ausdrücken kann. Wer also »Nicht aufgeben« wählt, könnte als Alternative »Durchhalten« nehmen. Letzten Endes aber soll immer das persönliche Gefühl, der individuelle Geschmack entscheiden. Und damit kommen wir zu einer anderen Forderung:

Formelhafte Vorsätze sollten persönlichkeitsgerecht und -gemäß sein.

Damit hängt eng die Forderung zusammen, daß sie auch situationsgerecht sein sollten. Man muß sie also manchmal auch während der »Behandlung« ändern. Das geschieht am besten in Übereinstimmung mit dem behandelnden Arzt.

Rhythmisch formulierte Vorsätze prägen sich im allgemeinen leichter ein. Es ist ein großer Unterschied, ob ich sage: »Ich schlafe nachts ganz fest und ruhig« oder »Ich schláfe des Náchts ganz rúhig und fést.« Mit einem rhythmisch ausgewogenen Satz kann man sich besser identifizieren, er wirkt intensiver, man kann sich auf ihn auch besser konzentrieren.

Das gilt ebenso für die sich reimenden Vorsätze. Manchmal mögen sie ein wenig erzwungen erscheinen, aber da es sich um Eigenprodukte handelt, wird man Kritik großzügig unterlassen.

Noch wirksamer können Vorsätze werden, wenn man ihnen die Stabreim-Formulierung »Worte wirken weiter« beifügt, was von manchen Kursteilnehmern schon vor der sechsten Stunde getan wird, bevor also die Vorsatzbildung im Kurs durchgenommen wurde. Diese Empfehlung von Thomas hat sich besonders gut bewährt. Man soll dabei das »W« leicht betonen und dehnen, um es einprägsamer zu machen. Etwa drei- bis fünfmal werden diese Worte am Ende der Übung mit Vorsatzbildung wiederholt.

Stabreim-Formulierungen werden gern gewählt. Eine 38jährige Angestellte entschied sich für den Vorsatz »Ich lérne zu lében und liében« und meinte durch ihn lebensfroher geworden zu sein.

Ein 26jähriger Assistent an der Bonner Universität glaubt sich durch den Vorsatz »Lerne lebenslang« besonders gut auf seine wissenschaftliche Laufbahn eingestellt zu haben, und er konnte dadurch seiner Ansicht nach übermäßiges Verbummeln von Zeit auf ein Minimum verkürzen.

Für die Praxis ist der Hinweis von Schultz besonders wichtig, wonach es gilt, »Einstellungen anzuregen, die nicht Kampf und Spannung, sondern Indifferenz ergeben«. Man wird sich also nicht sagen »Ich rauche nicht mehr«, sondern »Zigaretten ganz gleichgültig«. Diese Indifferenzformel wird vor allem dort bevorzugt, wo Gefühlszustände besonderer Intensität zugrunde liegen.

Wie man sehr schön verschiedene Absichten in einem Vorsatz miteinander vereinigen kann, beweist ein durchaus ernst gemeinter – aber jedesmal lautes Lachen bei den Kursteilnehmern erzeugender – Vers einer 65jährigen Frau, den Thomas zitiert:

»Schlafe tief in der Nacht,
bin um sieben erwacht,
alle Angst ist vorbei,
ich bin fröhlich und frei.
Habe im Darm keine Stauung,
sondern glatte Verdauung.«

Vorsätze sollten humorvoll sein. Humor gehört wohl zu den besten Möglichkeiten, sich und andere zu ändern.

## Erholung »auf Kommando«

Wenn wir heute auch viel weniger zu arbeiten brauchen als unsere Vorfahren, so müssen sich doch viele von uns in ihrer Freizeit um Weiterbildung bemühen; sie kommen nur selten zum Ausruhen und Entspannen. Andere wiederum unterliegen dem weitverbreiteten Irrtum, sie könnten sich im Bierlokal oder vor dem Fernsehschirm erholen. Ihnen allen tut echte Erholung, wie sie das AT vermittelt, gut.

Jedes autogene Trainieren bedeutet Erfolg. Das macht sich bei vielen Übenden schon in der einfachen Muskelentspannung der ersten Stunde bemerkbar. Andere spüren diese Wirkung erst später. Könnern gelingt es, durch die Tiefenentspannung schon nach wenigen Minuten völlig frisch und ausgeruht zu sein. Natürlich werden durch eine solche »Auffrischung« auch Leistungen jeder Art gesteigert. Das ist vor allem für leitende Angestellte, Manager und freiberuflich Tätige interessant. Sie können binnen weniger Minuten – in einer Sitzungspause, in der Mittagszeit, im Taxi während der Fahrt zum Flugplatz, im Fond ihres Dienstwagens, ja auch während eines Vortrages – wieder frisch werden. Das kann durch bloßes Trainieren geschehen, am besten aber, wenn es mit Vorsatzbildung verbunden ist.

Aber es ist auch durch einen auf zehn Minuten begrenzten Schlaf möglich. Auf diese Weise kann man ebenso »prophylaktische Ruhepausen« einplanen, wie um die Jahrhundertwende bereits Vogt vorgeschlagen hat. Ein solcher am Tage mehrfach wiederholter Kurzschlaf hat mir auf einer früheren Einhand-Ozeanüberquerung mit einem Kutter sehr geholfen. Dieses Einschlafen »auf Kommando« brachten Napoleon und General Foch aber auch ohne AT fertig.

Im allgemeinen genügt es, wenn man kurz vor der zu erwartenden Müdigkeit – gegen 14 Uhr beispielsweise – im Liegen übt oder kurz schläft, um wieder fit zu werden. Viele Kursteilnehmer schöpfen daraus Kraft. Wer diese Pause auf 20 Minuten ausdehnen kann, tut zusätzlich etwas für seine Wirbelsäule: Die Zwischenwirbelscheiben laden sich wieder auf – durch Osmose und Diffusion.

Auftrieb erfährt man auch durch zusätzliche Vorsätze, die man sich am Ende der Übung einprägt. So sagte sich eine 29jährige Lehrerin in der 11-Uhr-Pause mit bestem Erfolg: »In fünf Minuten bin ich frei und frisch und fröhlich.«

Erfahrene Trainierte können die autogene Umschaltung binnen weniger Augenblicke erreichen, oftmals in weniger als fünf Sekunden. Aber es scheint, als ob auch sie mehrere Minuten benötigen, um einen für mehrere Stunden andauernden Erholungseffekt zu spüren.

Das schnelle Sich-erholen-Können, das schnelle Abschalten-Können, das Abwehren von wirklichen oder auch nur vermeintlichen Gefahren, die schnelle Umschaltung von der Spannungs- in die Entspannungsphase – das alles spielt in der Tat eine größere Rolle für unsere Gesundheit, als viele bisher annahmen. Zwar wußten schon die alten Römer, daß der Mensch weniger an Krankheiten als an seinem Charakter stirbt – wie auch der Volksmund weiß, daß der Mensch nicht stirbt, sondern sich umbringt –, aber erst seit kurzer Zeit kennen wir die genaueren Zusammenhänge. Einige Psychologen behaupten schlicht, rund zwei Drittel aller Menschen in den Industrieländern »ärgerten sich tot« – stürben durch Streß. Was ist Streß?

## Vom krankmachenden Streß

Das Leben meistern – »gekonnt hat's keiner«, meinte einmal ein Dichter. Wesentlich ist nur, daß man sich seiner Schwächen bewußt ist und zielstrebig etwas dagegen unternimmt; mit dem AT können wir es. Das gilt vor allem für den Alltagsärger. Wir unterschätzen ihn, wie die Forschungsergebnisse von Hans Selye, dem inzwischen verstorbenen Direktor des Institute of Experimental Medicine and Surgery an der Universität Montreal, beweisen.

Um seine Streßtheorie zu erläutern, griff Professor Selye einmal zu einem Vergleich mit dem bei allen Menschen so beliebten und von ihnen so umhegten Auto. Wenn ein Auto nicht mehr läuft, so liegt das – wie jeder wisse – nicht an einer allgemeinen Überalterung des Autos, sondern daran, daß irgendeines seiner Teile versagt, meint er. Beim Menschen sei es ebenso. Andauernde körperliche und seelische Belastungen führten zu einem Versagen bestimmter Organe, was Krankheit und schließlich den Tod zur Folge haben könnte.

Ursprünglich nannte Selye die Reaktion auf Belastungen der verschiedensten Art Streß. Die Streßquellen oder -faktoren bezeichnete er als Stressoren; dazu gehören Haß, Neid, Ärger, Mißgunst, Lärm, Rauchen etc. Bei Rattenversuchen war ihm aufgefallen, daß die Tiere auf die verschiedenartigsten Stressoren, wie Kälte, Lärm, Gift, Behinderung usw., stets gleich reagierten: mit Blutdruckanstieg, Vergrößerung der Nebennieren – in denen das lebenswichtige Hormon Adrenalin entsteht –, Schrumpfung der Lymphknoten und Thymusdrüse sowie Auftreten von Magendarmgeschwüren.

Was aber für die Laboratoriumsratte die Kälte bedeutet, kann für eine Sekretärin der Chef sein und für ihre Kollegin die Schwiegermutter. Sie reagieren auf die Stressoren Chef und Schwiegermutter mit einem Ansteigen des Blutdrucks, des Blutzuckerspiegels, der Magensäureausscheidung, mit einer Gefäßverengung usw. Sobald sie nun glauben, die Situation habe sich beruhigt, klingt das Alarmstadium ab, und von den wichtigsten hormonerzeugenden Drüsen werden Stoffe ausgeschieden, die den Körper zur Ruhe bringen. Selye nennt es das Resistenzstadium.

Wenn es aber zu einer Überforderung kommt, das Alarmstadium zu lange anhält, gleiten Ratten wie Menschen in ein Erschöpfungsstadium ab, was zur Krankheit und schließlich zum Tod führen kann. Nun glaubt Selye, jeder Mensch habe eine bestimmte Reserve an Lebensenergie mitbekommen. Wird diese in einem Leben voller Streß schnell verbraucht, so kann es zu einem Zusammenbruch eines Organs und zur vorzeitigen Schrumpfung der Thymusdrüse sowie zum vorzeitigen Altern kommen.

Für Selye sind Haß, Ärger, Angst und Frustrationen die schlimmsten Stressoren. Er führt wieder ein Beispiel an. Stellt man einen Käfig mit einer Maus darin neben einen mit einer Katze, so stirbt die Maus nach kurzer Zeit. Dauerangst – Erschöpfungsstadium – Zusammenbruch der vegetativen Reaktionen – ganz gleich, wie man es sehen will, sie ist mausetot.

Zuweilen scheinen sich auch Menschen in einer ähnlichen Lage zu befinden. Manchmal fühlt sich ein gehemmter Mensch von seinem Chef so sehr unterdrückt, daß er sich wie die Maus im Käfig vorkommt. Auch er kann sich aus vielerlei Gründen nicht wehren – so glaubt er wenigstens. Um nun nicht den – vom Standpunkt der Natur aus – sinnvollen Weg in die Krankheiten gehen zu müssen, hat ein solcher Mensch die Wahl zwischen Abschalten – durch intensiv betriebene Hobbys – und Umschalten durch ein systematisch durchgeführtes AT. Eine dritte Möglichkeit ist die vom Verstand her geleitete Streßbewältigung, die darin besteht, daß man nicht auf Streß reagiert (= Resonanzdämpfung der Affekte) oder versucht, die Streßquelle, z. B. Lärm, zu beseitigen.

Durch das AT kann selbst ein gehemmter Mensch so selbstsicher werden, daß nicht nur er seine Einstellung gegenüber seinem Chef ändern, sondern daß auch der Chef ihn künftig respektvoller behandeln wird. Dazu das Beispiel einer 41jährigen Sekretärin: »Seit Jahren hat mich mein jetziger Chef ausgenutzt; häufige Überstunden hielt er für selbstverständlich. Da ich das auf die Dauer nicht mehr aushalten konnte, eine andere Stellung aber nicht in Frage kam, suchte ich nach einem Ausweg. Freunde berichteten mir vom AT. Die Übungen lernte ich schnell. Als formelhaften Vorsatz wählte ich:

›Ich bin vollkommen ruhig und gelassen,
Arbeit wichtig, Chef gleichgültig.‹

Ich spürte nach wenigen Wochen schon, wie ich freier wurde und wie der Druck über der Brust wich. Mein Chef ist viel höflicher geworden; er bedankt sich, wenn ich länger im Büro bleibe und bittet mich jetzt immer vorher darum. Nie hätte ich geglaubt, daß sich das AT auch so auswirken kann.«

Die Streßbedingung »Chef« läßt sich also auch ändern, wenn man sich selbst ändert.

Psychologische Aspekte in die physiologischen Mechanismen der Streßwirkung hineinzubringen, ist so einfach nicht; dafür ist die Vielfalt der psychologischen Stressoren zu groß. So nehmen einige Psychologen an, psychologische Faktoren seien nur dann als Stressoren zu werten, wenn sie als lebens- oder gesundheitsbedrohend empfunden würden. Hiernach befindet sich ein Mensch in einem Streßzustand, der fühlt, daß er alle Energie, die er besitzt, zu seinem Selbstschutz aufwenden muß. Ganz entscheidend ist nun, wie ein Mensch den Streß bewertet. Was für den einen höchster Alarm ist, schiebt ein anderer ohne Pulserhöhung von sich.

Nach Meinung einiger Psychologen kann man auch nicht einfach Angst schlechthin als Streß bezeichnen; und das gleiche gilt für Begriffe wie Konflikte, Erregung oder Frustration, um nur einige zu nennen. Es kommen stets noch Faktoren hinzu, die ererbt und persongebunden sind.

Auf jeden Fall erkennen die Psychologen an, daß langandauernde Streßreaktionen zu grundlegenden chemischen Veränderungen im Körper führen können.

Nicht bewältigter psychologischer (sozialer, moralischer, sexueller, finanzieller etc.) Streß kann zu psychosomatischen Erkrankungen führen. Nicht jeder Streß macht jedoch krank. An und für sich sei Streß das Salz des Lebens, meint Selye. Das wäre dann der positive, der Eu-streß, der absolut lebensnotwendig ist. Das Wort Streß ist inzwischen international geworden, man kann es aus dem lateinischen Verb stringere = »spannen; fordern« ableiten. Arbeit ist also an und für sich ein Eustreß, eine alltägliche Anforderung. Unser Partner sollte nach Möglichkeit ein Eustressor sein. Nun weiß aber jeder, daß sowohl die Arbeit wie auch der Partner gelegentlich ein Disstressor sein können, eine negative Streßquelle, abgeleitet von disstringere = »auseinanderziehen; foltern«.

Eine Streß-Quelle (ein Stressor) kann objektiv meßbar sein. Aber ob wir sie positiv oder negativ belegen, hängt nahezu immer von uns selbst ab, so daß ein ganz wichtiger Richtsatz heißt:

> Ob ich mich stressen lasse, hängt von mir selbst ab; die Aussage »ich werde gestreßt« stimmt nur bei Lärm, Gift und wenigen anderen Ausnahmen.

Selye meinte, am wenigsten stünde der Mensch morgens beim Aufstehen unter Streß, richtig lebendig werde er erst durch Anforderungen im Sinne des Eustreß; das könne vor der Arbeit Sport oder Gymnastik sein, nach der Arbeit dagegen ein Theaterbesuch. Die Grenze zwischen dem positiven und dem negativen Streß ist fließend und subjektiv nicht so ohne weiteres erkennbar, mehr noch: sie ist verkennbar.

## Streß am Arbeitsplatz

Nach einer vom Bundesministerium für Jugend, Familie und Gesundheit in Auftrag gegebenen Repräsentativumfrage gerät mehr als die Hälfte der Bevölkerung bei ihrer täglichen Arbeit »häufiger oder ab und zu in stärkere Belastungssituationen«. Nur ein Drittel der Befragten gab an, es erlebe Streßsituationen »nur selten« oder »so gut wie nie«. Schon morgens beim Aufstehen beginnt für 30 Prozent die Belastung. Enttäuschend ist die Feststellung von nahezu der Hälfte aller Befragten, daß man sich mit gesundheitlichen Schäden durch berufliche Belastungen als natürlichem Verschleiß abfinden müsse. Hier hat die Psychohygiene noch ein weites Betätigungsfeld; denn zu gesundheitlichen Schäden durch Arbeitsstreß sollte es niemals kommen. Das AT kann uns hier besonders gut vor krankmachenden Einflüssen schützen.

Das durch Krankheit bedingte Fehlen am Arbeitsplatz läßt sich zu etwa einem Drittel auf psychosoziale Faktoren zurückführen. Psychische Konflikte spielen also im Betrieb eine wichtige Rolle. Dabei ist natürlich nicht allein der »Chef« ein krankmachender Faktor; die lieben Kollegen kommen eher noch in Frage. Was kränkt, macht krank, schädigt die Gesundheit – wir wissen es. »Der Alte Meister«

Laotse sagte: »Alles Leid, was mir widerfährt, rührt daher, daß ich ein Ich habe.« Aber für tiefsinnige Trostsprüche hat im Affekt niemand ein offenes Ohr. Eine Abwendung einer Kränkung muß aus uns selbst kommen, autogen. Mit kühlem und klarem Kopf wird man sich bei einer Kränkung fragen: Lohnt es sich zu reagieren? Wer mit tagelangem Groll umhergeht, bestraft sich selber, auf keinen Fall aber den vermeintlichen Angreifer.

Selbst in kleineren Betrieben kann man beobachten, daß die Mitarbeiter als Objekt angesehen werden und nicht als Subjekt. Das Gefühl der Anonymität, das Bewußtsein, nichts als eine Nummer zu sein, belastet. Der Arbeitsplatz wird zum notwendigen Übel. Dabei hat vernünftige Arbeit noch keinen umgebracht; es sind berufliche Enttäuschungen, Zurücksetzungen, Benachteiligungen, die einen überfordern, die Fehlreaktionen und vor allem Angst, ein unbestimmtes Druckgefühl, zur Folge haben können. Auch heute noch gilt das Wort: »Unser Leben währet siebenzig Jahre, und wenn es hoch kommt, so sind es achtzig Jahre, und wenn es köstlich gewesen ist, so ist es Mühe und Arbeit gewesen.« Zu einem erfüllten Leben gehört der heilsame Streß.

Überfordert wird auf jeden Fall die berufstätige Frau, die außerdem noch Haushalt und Familie versorgen muß. Eine solche Doppelbelastung geht auf Kosten der Gesundheit von Frau und Kindern. Wenn da nicht alle Familienmitglieder mitanpacken, kommt es schnell zu vegetativen Störungen. Hier kann das AT nur bedingt helfen; ebenso wichtig ist eine strikte Aufgabenteilung unter den Familienmitgliedern.

Ein wichtiger Streßfaktor am Arbeitsplatz kann unter Umständen Lärm sein. Lärm, auch Straßenlärm, kann zu einer vegetativen Übersteuerung führen, besonders bei Menschen, die bereits lärmempfindlich und gesundheitlich labil sind. Das Mindeste, was die Arbeitgeber in einem solchen Fall tun sollten, ist der Einbau von Doppelfenstern. Bei stärkerem Lärm bildet sich eine Lärmschwerhörigkeit aus, oder es kommt zu vegetativen Symptomen an Herz, Kreislauf oder Magen – anders kann der Mensch gar nicht reagieren.

Wer unter Lärm leidet, aber auf keine baldige Änderung seiner Situation hoffen darf, wird sich mit dem AT eine gewisse Erleichterung verschaffen können. Als Vorsätze kommen in Frage:

»Geräusche ganz gleichgültig« – »Lärm vertieft Konzentration (Ruhe)«. Bei Fließbandarbeit:

»Arbeit fliegt flott von den Fingern« oder wie ein Student sich in seinem Ferieneinsatz behalf:

»Konzentrier' mich auf die Hand,
das bringt Geld mir ins Gewand.«

## Erleichterungen für Nacht- und Schichtarbeiter

Der Streß des Nachtarbeitens ist besonders groß. Nur wenige Nachtarbeiter sind sich darüber klar, daß sich der Organismus sogar nach jahrelanger Nachtarbeit nicht umstellt. Der Mensch ist nun einmal kein Nachttier, selbst wenn er sein Leben lang nachts arbeiten müßte. Temperatur, Blutdruck, Blutzuckerspiegel, Magensaftproduktion – alle Körperfunktionen richten sich nach der biologischen Uhr. Wer nachts soviel leisten will wie am Tage, kann es nur unter Aufbietung sämtlicher Kräfte. Während der Nachtschichten kommt es bedeutend häufiger zu Unfällen; man leistet weniger und macht mehr Fehler als tagsüber.

Trotz der offensichtlichen Nachteile für die Gesundheit wird es in Zukunft wohl noch mehr Arbeitnehmer geben, die nachts nicht aus den Kleidern herauskommen. Sie werden diesen Streß mit Nervosität, Kreislauf- und Verdauungsbeschwerden bezahlen müssen und in besonders schlimmen Fällen auch mit einem Magengeschwür oder Herzinfarkt, wenn sie nicht konsequent etwas für ihre Gesundheit tun.

Kaum einer ist so sehr darauf angewiesen, schnell umschalten zu können, wie der Nachtarbeiter. Und das läßt sich mit dem Schultzschen Training leicht erreichen. Schwer lösbar jedoch ist die Frage, wo ein Nachtarbeiter diese Methode erlernen soll. Ein Angestellter machte sich in einem meiner Kurse stets ausführliche Notizen. Am Ende des Kurses erzählte er mir, seine als Nachtschwester arbeitende Frau beherrsche die autogene Umschaltung besser als er. Auf die Frage, wo sie das Training denn erlernt habe, lautete seine Antwort: »Bei mir; ich habe in allen acht Stunden genau Protokoll geführt.«

Ähnlich streßerzeugend wie die Nachtarbeit ist die Fließbandarbeit in zwei Schichten. Die in solchen Schichten geforderten Kurzpausen eignen sich sehr gut zum Trainieren. Aber Arbeiter finden im allgemeinen selten den Weg zum AT.

## Die Gemütserregung als Krankheitsfaktor

Gemütserregungen sind völlig normal; aber bei vielen Menschen treten sie zu lange und zu häufig auf. Das kann Folgen haben. Untersuchungsergebnissen des Amerikaners Harold G. Wolff zufolge reagiert der Körper auf tatsächliche Gefahren ebenso wie auf deren Androhung und deren bloße Erinnerung. Selbst auf Dinge, die gleichzeitig mit der Gefahr verbunden waren, kann der Organismus genauso reagieren, als ob es sich dabei um die eigentliche Bedrohung handelte. Ein Beispiel hierfür ist der älteren Generation bekannt: Auf Sirenengeheul gleich welcher Art – Ertönen einer Fabriksirene oder Probealarm – antworteten viele Menschen eingedenk des Fliegeralarms noch lang nach dem Krieg mit schweren psychischen und körperlichen Reaktionen.

Lennart Levi, Direktor des Laboratoriums für klinische Streßforschung an der Universitätsklinik Stockholm, berichtet von Versuchen, die die Reaktionsweise des Körpers verdeutlichen. Versuchspersonen wurde ein kräftiger Schlag gegen den linken Arm versetzt. Dadurch fiel der Tonus der kleinen Blutgefäße des betreffenden Armes ab, desgleichen der des nicht geschlagenen Armes. Wenn man jetzt den Schlag wiederholte, jedoch kurz vor Berühren des Armes einhielt, reagierten die Blutgefäße, als ob der Arm tatsächlich geschlagen worden wäre.

Bei einem anderen Versuch tauschte man den körperlichen durch einen psychischen Streßfaktor aus, indem man die Versuchsperson an ihre eigene ärgerliche Familiensituation erinnerte. Auch durch diesen »symbolischen Schlag« ließ sich der Tonus der kleinen Blutgefäße verändern.

Trotz unterschiedlicher Bedingungen folgt der Körper hier einem einheitlichen Verteidigungsplan. Das jedoch hat nur dann einen logischen Sinn, wenn die Gefahr tatsächlich vorhanden ist. Aber auf die Erinnerung oder die Androhung einer Gefahr derart zu reagieren, ist ungefähr so, als ob man in Erinnerung an einen gewesenen Krieg mit dem Ausheben von Schützengräben beginne, schreibt Levi.

Daß Ärger schlechthin physiologische Veränderungen auslöst, wissen wir. Aber daß auch nacherlebter und erwarteter Ärger körperliche Folgen nach sich zieht, sollte man sich vor Augen halten, wenn man beginnt, erregt oder ärgerlich zu werden. Dabei muß der Begriff des Ärgers weit gefaßt werden; jede frustrierende Situation gehört dazu, jedes Versagen von Grundbedürfnissen eines Menschen.

Daß jedoch die Frustrationstoleranz eines jeden Menschen verschieden ist, versteht sich von selbst. Sie läßt sich überdies auch durch andere Untersuchungen nachweisen, wie Messung der Pulszahl oder des elektrischen Hautwiderstandes. Auch im Blut kommt es durch zentralnervöse Steuerungen zu Veränderungen, beispielsweise zu einer vorübergehenden Vermehrung der weißen Blutkörperchen. Man spricht in diesem Sinn von einer Affektleukozytose, die übrigens bei Angst vor einer Operation ebenfalls auftreten kann.

Es wird also einleuchten, daß wiederholter blinder Alarm nicht unbedingt gut für den Körper ist und daß man die Reaktionen des Körpers als dauerndes Fehlverhalten seiner Zentrale, seines Geistes, im allgemeinen erst spät im Leben zu spüren bekommt. Jetzt wird manchem wohl auch klar, daß das oft kritisierte Verschreiben von Beruhigungspillen eine gewisse Berechtigung hat. Aber das sollte den Patienten auf keinen Fall davon abhalten, sich um ein aktives Eingreifen zu bemühen. Und hier ist das AT die Methode der Wahl. Es gibt kaum einen sichereren Weg, den Körper vor seiner falsch eingestellten Zentrale zu schützen. Schultz spricht in diesem Sinn von einer »Resonanzdämpfung der Affekte«. Die Affekte oder die Gemütserregungen dämpfen und beruhigen – diese Aufgabe kann mit Hilfe des Schultzschen Trainings bestens gelöst werden.

Wenn es darum geht, Ärger abzuschütteln, Zorn gar nicht erst aufkommen zu lassen oder Spannungen abzubauen, dann ist das AT dringend anzuraten. Wer es gelernt hat, autogen zu trainieren, den wird die »Wut nicht mehr fressen«, der wird nicht mehr »unter ständigem Druck stehen«, dessen Ruhe und Gelassenheit wird sich auf sämtliche Organe übertragen. Die autogen erreichte Harmonisierung kommt in einem besseren Wohlbefinden zum Ausdruck, in einer größeren Ausgeglichenheit sowie in einer gesteigerten Lebensbejahung.

## Vegetative Dystonie – die häufigste Verlegenheitsdiagnose

Früher nannte man sie »vegetative Neurose«; 1934 wurde sie in »vegetative Dystonie« umgetauft. Man glaubte damals, damit ein eigenständiges Krankheitsbild abgrenzen zu können, das durch vegetative Funktionsstörungen gekennzeichnet ist. Der Psychiater W. Thiele zum Beispiel wird nicht müde zu betonen, es gebe keine psychischen Erscheinungen ohne vegetative Entsprechungen und keine vegetativen Vorgänge ohne psychische Äquivalente. Daher wählte er 1958 den Ausdruck »psycho-vegetatives Syndrom«, eine Bezeichnung, die auf keinen Fall als Diagnose verstanden werden will. Dieses Syndrom begleitet alle krankhaften Vorgänge und Zustände des seelischen und körperlichen Bereichs. Es ist aber auch mit allen normalen Vorgängen des Körpers eng verwoben.

Die vegetative Dystonie ist eine Betriebsstörung des vegetativen Nervensystems. Das Zusammenspiel von Sympathikus und Parasympathikus, das Gleichgewicht dieser beiden Teile des vegetativen Nervensystems ist gestört; es herrscht ein Ungleichgewicht.

Entspannung durch das AT fördert nun die Aufbauphase – eine Aufgabe des Parasympathikus – und zügelt überschießende Impulse des Sympathikus, die sonst zu nervösen Störungen führen würden. Wenn die Zügelung unterbleibt, kann es zur vegetativen Dystonie kommen. Sie ist also als eine Störung zu verstehen, die in den meisten Fällen durch ein Überwiegen des Sympathikus hervorgerufen wird, durch Streß.

Je nachdem, auf welches Organ sich die Störung überträgt, sind die Symptome sehr unterschiedlich. Je bunter die Klagen eines Patienten, desto eher kann im allgemeinen eine solche Störung vermutet werden.

Nahezu alle organischen Krankheiten gehen einher mit vegetativen Erscheinungen wie Schwitzen, Zittern, Unruhe, erhöhter Pulszahl, Temperaturerhöhung, Schlafstörungen und anderen. Auch beginnende psychische Erkrankungen können sich hinter vegetativen Symptomen verstecken.

Bei der Frage nach der Entstehung des Symptomenbildes können folgende Faktoren eine Rolle spielen: Konstitution, Hormonstörungen wie Schilddrüsenüberfunktion, angeborene Stoffwechselstörungen, angstbedingte Fehlhaltungen, anhaltende psychische Belastungen, körperliche Überanstrengungen, schlechte Arbeitsbedingungen usw. Immer sind mehrere Faktoren ursächlich beteiligt.

Wer vegetative Symptome zeigt, sollte zusammen mit seinem Arzt überlegen, was dahintersteckt. Wenn es sich nur um Hinweise auf eine gewisse vegetative Labilität handelt, sollte man sie als Alarmzeichen auffassen und seinen Lebensrhythmus auf einen ausgewogenen Wechsel zwischen Arbeit und Leistung auf der einen Seite sowie Entspannung und Erholung auf der anderen ausrichten. Bei der Bewältigung dieser Aufgaben sind AT und Bewegungsübungen Medizin. Das vegetative Nervensystem heißt auch Lebensnervensystem, weil es im Körper die lebenswichtigen Regelkreise (Herz, Atmung, Sexualität usw.) steuert. Wer am Leben leidet, maltraitiert sein Lebensnervensystem und muß unter Umständen mit vegetativen Symptomen rechnen.

## Autogene Ruhigstellung

Bei der Auswertung der Fragebogen aus unseren Kursen ergibt sich, daß 98 Prozent der Teilnehmer auf die Frage »Fühlen Sie sich ruhiger?« mit »Ja« antworten. Von den verbleibenden zwei Prozent machen 1,5 Prozent Einschränkungen. Sie antworteten beispielsweise mit »Nein, aber ich ertrage die Belastungen besser, die mit der Pflege meines Vaters verbunden sind«, oder wie ein 30jähriger Hauptschullehrer dies tat: »Nein, eher mutiger und sicherer.« Und ein 62jähriger vorzeitig pensionierter Justizamtmann vermeinte die Ruhe nur unmittelbar nach dem Training zu spüren.

Von 400 Personen, die diese Frage beantwortet hatten, schrieben nur zwei ohne weitere Erklärung »Nein«. Aber die Grundübungen hatten auch diese beiden Teilnehmer erlernt.

Wie sehr die Grundübungen einen Menschen beruhigen und sogar verändern können, zeigt das Beispiel einer 44jährigen Hauswirtschaftsmeisterin, die den Kurs wegen einer vegetativen Dystonie besuchte: »Keine übersteigerten Angstzustände mehr, Ruhe und Gelassenheit auch bei starker Belastung (Reaktion des 13jährigen

Sohnes: ›Mami, du bist gar nicht mehr interessant, du regst dich nicht mehr auf!‹). Erkennbar positive Lebenseinstellung, keine Ohnmachten seither. Die Fähigkeit, durch AT ruhig und gelassen zu werden oder sich zu aktivieren (durch Herzübung, formelhafte Vorsätze), ist mir eine gute Hilfe zur Gesundung.«

Eine 41jährige Apotheken-Assistentin schreibt: »Da ich stets zu tausend Dingen aufgelegt bin, drehe ich gelegentlich etwas durch. Nach dem AT wickeln sich die täglichen Kleinigkeiten wieder nacheinander ab.«

Ähnlich äußert sich eine 29jährige Bibliotheksangestellte: »Früher geriet ich leicht in Panik, wenn größere Aufgaben auf mich zukamen. Oder wenn es irgendwo Komplikationen gab, gleich welcher Art. Heute kann ich die Dinge erst einmal auf mich zukommen lassen, ohne gleich zu kapitulieren.« Weiter heißt es bei ihr: »Ich hatte nach meinem Krankenhausaufenthalt sehr starke Schlafstörungen, so daß ich zum Einschlafen Schlafmittel nahm. Seit ich das AT anwende, schlafe ich ganz ohne Tabletten. Und zwar sehr gut. Während ich früher nach anstrengendem Tag im Büro wie erschlagen ins Bett ging, um morgens ebenso erschlagen wieder aufzustehen, fühle ich mich heute auch abends müde, schlafe aber richtig tief und erfrischend und stehe morgens leicht und vollkommen ausgeschlafen auf.«

Eine 17jährige Arzthelferin hatte sich, obwohl sie nur einmal täglich übt, den Vorsatz »Ich bleibe ruhig« eingetrichtert und damit schon »Familienkrach unterdrückt« und »Leute, die mich unwillkürlich reizen, ruhig angehört«.

Wegen »Nervosität« suchte ein 37jähriger Fahrlehrer den Kurs auf. Bei täglich zweimaligem Üben eignete er sich den Vorsatz an: »Zu jeder Zeit, in jeder Situation bin ich ruhig und gelassen.« »In kritischen Situationen«, schrieb er, »wird mir dieser Vorsatz bewußt, und ich werde ruhig. Bei weiterer Übung werde ich den gewünschten Zustand endgültig erreichen.«

Wegen eines niedrigen Blutdrucks und einer Überfunktion der Schilddrüse nahm eine 30jährige Angestellte am Kurs teil. Sie schrieb: »Blutdruck ist stabiler, und ich bin nicht mehr so nervös.« Auf die Frage nach unangenehmen Nebenwirkungen: »Anfänglich bei Übungen starkes Herzklopfen, jetzt nicht mehr.« Sie paukte sich in der Versenkung den Vorsatz ein: »An jedem Ort, jederzeit – Ruhe und Gelassenheit.« Als Ergebnis protokollierte sie: »Ich bin ruhiger geworden, wenn es auch nicht immer gelingt.« Wer wollte in so kurzer Zeit bei einer Schilddrüsenüberfunktion mehr erwarten?

## Was heißt »urlaubsreif«?

Jeder kennt das Gefühl, urlaubsreif zu sein. Man ist gereizt, nervös, konzentriert sich schlecht, schafft nicht mehr so viel wie früher, hat einen höheren Puls als normalerweise, kann oft nicht schlafen – kurz, alle Symptome verraten, daß hier das harmonische Zusammenspiel zwischen Sympathikus und Parasympathikus gestört ist.

In einem Urlaub, der mindestens drei Wochen dauert, kann wieder eine Harmonisierung des vegetativen Nervensystems erfolgen, vor allem dann, wenn man einen aktiven Urlaub verbringt, einen Urlaub mit ausreichend körperlicher Bewegung. Die berühmte Umstimmung des Vegetativums tritt um den 20. Tag herum ein. Mit anderen Worten: Wenn man nur zwei Wochen Urlaub macht, erholt man sich im medizinischen Sinne nicht, sondern spannt nur aus und entspannt sich.

Aber zu diesem Urlaubsreifsein braucht es gar nicht erst zu kommen: Regelmäßige autogene Übungen verhindern eine Entgleisung des Lebensnervensystems. Selbst Menschen, die dauernd unter Termindruck stehen – wie etwa Manager und Journalisten –, können einen Streß, der sie normalerweise bis zum »Nervenzusammenbruch« zermürben würde, autogen übend gut überstehen.

Allein die Grundübungen stabilisieren die Gesundheit so stark, daß vegetative Symptome gar nicht erst auftreten oder zurückgedrängt werden. Vorsätze wie »Ich bin vollkommen ruhig und gelassen« vertiefen die allgemeine Beruhigung.

## Konzentrationssteigerung

Wer seinen Geist auf einen Punkt zu sammeln weiß, dem ist kein Ding unmöglich. Man nimmt an, daß dieser für unsere Bemühungen so wichtige Satz von Buddha stammt. In der Tat ist es so, tiefe

Konzentration kann – ebenso wie der Glaube – »Berge« versetzen, das heißt: Schwierigkeiten, Störungen und unter Umständen auch gewisse Krankheiten können durch intensive Konzentrationsübungen (= Visualisation) gelindert, behoben oder zum Verschwinden gebracht werden. Nur: »alle Welt« klagt darüber, sich nicht konzentrieren zu können. Am schlimmsten scheinen Schulkinder davon betroffen zu sein, wenn man den Klagen von Eltern und Lehrern trauen darf. Da es sich bei dem AT um eine »konzentrative Selbstentspannung« handelt, erscheint es gerechtfertigt, über den Begriff Konzentration einmal nachzudenken. Konzentration ist eine zielgerichtete Aufmerksamkeit. Von pädagogischer Warte aus versteht man unter Konzentration die zuchtvolle Organisation und Ausrichtung der Aufmerksamkeit auf das Erfassen und Gestalten von Sinn- und Wertgehalten durch das Ich.

Konzentration setzt eine gewisse Reife, Übung, Vitalkraft, Energie, bewußte Einengung des Aufmerksamkeitsfeldes und andere Faktoren voraus. Beeinflußt wird sie unter anderem durch den Ermüdungsgrad, den Hormonhaushalt, durch psychische Faktoren sowie vor allem durch das Interesse an der Sache. Besonders wichtig ist die Konzentration für alle Formen der therapeutischen Beeinflussung im Sinne der Visualisierung sowie der Meditation und Versenkung. Wer sich also schlecht konzentrieren kann, wird das AT im allgemeinen etwas langsamer erlernen als jemand, der sich gut konzentrieren kann.

Aber jeder, der hier an sich zweifelt, sollte sich bewußt werden, daß Aufmerksamkeitsschwankungen völlig normal sind. Wenn der Vormensch in der Lage gewesen wäre, sich so intensiv zu versenken wie ein Yogi, hätten ihn seine Feinde wahrscheinlich schnell ausgerottet. Es gehört also zum Leben dazu, daß unser Computer, unser Gehirn, pausenlos alles signalisiert, was in der Umgebung vor sich geht. Wir müssen erst lernen, diese Reize nicht zu beachten, sie zu überhören. Nur durch dauerndes Üben können wir lernen, »alles um uns herum zu vergessen«. Oder »blind« für alles andere zu werden. Sobald uns also das AT »gefangennimmt«, haben wir unser Ziel erreicht.

Natürlich wird man auch die jeweiligen Ursachen für die Konzentrationsschwäche berücksichtigen. Wenn ständige Reizüberflutung vorliegt, kann man die Störfaktoren ausschalten oder auf ein Minimum begrenzen. Darüber hinaus wird man daran denken, daß Dinge wie genügend Schlaf und Bewegung, Spieltherapie und Milieuwechsel zusätzliche Hilfen sein können.

Eine Konzentrationssteigerung kann also – außer bei einigen Krankheiten – nicht durch Pillen, sondern nur durch Üben erreicht werden. Als Übungsmethode ist das AT besonders gut geeignet. Schon durch die Grundübungen wird die Konzentrationsfähigkeit verbessert. Zusätzlich bedient man sich formelhafter Vorsätze wie:

»Arbeit (Denk-, Kopfarbeit etc.) macht Freude«
»Lernen gelingt leicht«
»Gedanken haften«
»Roter Faden bleibt«

Mit diesen Vorsätzen sollen unbewußt innere Widerstände überwunden und die Motivation gesteigert werden. Wenn wir Interesse an der Arbeit haben, wird unsere Aufmerksamkeit von allein zielgerichtet bleiben. Jede tiefgreifende Motivation überwindet innere Widerstände und Blockierungen.

»Gedankengang bleibt«
»Ich halte durch« (»Ich schaffe es«)
»Ich arbeite aufmerksam«
»Arbeiten fällt leicht«
»Erst Arbeiten, dann Vergnügen«
»Gedanken strömen (ganz frei und leicht)«
»Einfälle fließen von selbst (. . . frei und leicht)«
»Ich schreibe ganz ruhig und frei«

Als ein Arzt beim Schreiben einer längeren Arbeit Schreibkrämpfe bekam, half er sich, indem er prüfte, ob seine Arme auch wirklich entspannt waren. Zusätzlich gab er sich den Vorsatz: »Arme ganz locker und frei.« Man könnte sich auch sagen: »An jedem Ort, zu jeder Zeit, Ruhe und Gelassenheit.« Eben das gilt besonders für das Sich-Konzentrieren.

## Bessere Leistungen im Sport

Die Konzentration, die Sammlung, ist das Geheimnis so mancher sportlichen Höchstleistung. Auch der vielgerühmte Wille hat sich bei vielen Sportarten der Konzentration unterzuordnen. Sicher, er ist notwendig, um zu trainieren, um ein Trainingspensum durchzuhalten. Bei Langstreckenläufern ist er sogar unerläßlich – denken wir nur an den vielfachen Goldmedaillengewinner Emil Zatopek zurück, die tschechische Willenslokomotive. Aber bei vielen Sportarten kommt es doch auf die Unterordnung des Willens unter die gelassene Konzentration oder die konzentrative Selbstentspannung an.

Naturbegabungen und -burschen hat es immer gegeben. Es sei nur an Bob Beamon erinnert, den in seinen Bewegungen so gelassenen Gewinner der Goldmedaille im Weitsprung. Seit seinem phänomenalen Sprung von 8,90 Meter in Mexiko gibt es nicht allein Sonntags-, sondern auch Jahrhundertsprünge. Dieser sich wie ein Gepard bewegende Bursche schöpfte mit seinem »Sprung ins 21. Jahrhundert« Leistungsreserven aus, zu denen normalerweise nur Angst oder Zorn oder eine hochgezüchtete Leistungsbereitschaft den Zugang ermöglichen.

Eine solche einmalige Leistungsexplosion wird auch mit dem AT nicht wiederholt werden können, aber es kann die Voraussetzung für Höchstleistungen schaffen helfen.

Beim Schießen kommt es auf die Konzentration an. So trainiert auch Bernd Klingner, Olympiasieger im Kleinkaliberschießen 1968, autogen. Daß die Versenkung und damit die Konzentration beim japanischen Bogenschießen von großer Bedeutung ist, weiß man vom Zen-Buddhismus. Die innere Sammlung spielt bei nahezu allen Sportarten eine mehr oder minder entscheidende Rolle. Mit dem letzten Sprung oder Wurf seine vor sich liegenden Konkurrenten zu überholen – das ist ein großartiger Erfolg autogener Konzentration.

Im Gegensatz dazu steht die Startneurose. Wenn der Inhaber eines Europarekordes mit der falschen Mannschaft ins Stadion einmarschiert und nach drei ungültigen Versuchen ausscheidet, so spricht aus seinem Startfieber ein Mangel an Reife und Kaltblütigkeit, der durch das AT behoben werden kann. Selbst Schüler haben sich mit seiner Hilfe diese Art von Lampenfieber abgewöhnt.

Unerfahrene Sportler lassen sich manchmal durch das berechnete Imponiergehabe ihrer Gegner einschüchtern. Die Trainer haben dann große Mühe, sie wiederaufzurichten. Aber auch unerwartete großartige Leistungen der Rivalen können unvorbereitete Athleten lähmen, wie es bei diesem denkwürdigen Sprung Beamons geschah: Die beiden ursprünglichen Favoriten, Ralph Boston und Ter Owanesian, vermochten nicht an ihre gewohnten Leistungen anzuknüpfen. Ein anderer jedoch, Klaus Beer, wurde von dieser Jahrhundertleistung nicht beeindruckt, weil er von vornherein nicht zum Favoritenkreis zählte. Er holte sich mit immer noch glänzenden 8,19 Metern die Silbermedaille.

Durch die körperlichen Belastungen des Hochleistungssports steigt das Risiko der Muskel-, Sehnen- und Bänderverletzungen. Wenn seelische Störfaktoren hinzukommen, vergrößert sich dieses Risiko noch mehr. Man spricht von »Pechvögeln« im Sport und vergißt, daß bei diesen Athleten oftmals Verkrampfungen die Ursachen ihrer Verletzungen sind. Wer sich also psychisch und vegetativ stabilisiert, erleidet weniger Verletzungen als der Verkrampfte. Hinzu kommt, daß man durch das AT die Bewegungen harmonisieren und damit ökonomisieren kann. Jede Harmonisierung der Bewegungsabläufe aber macht sich im allgemeinen auch in besseren Leistungen bemerkbar.

Einen flüssigen Bewegungsablauf schwieriger Übungen kann man auch erreichen, indem man neben dem üblichen Training in Gedanken übt. Neuerdings ist viel von einem mentalen Training und von seiner Transferwirkung die Rede. Aber auch das hat es seit eh und je gegeben; denken wir nur an das Bogenschießen. Sportler technischer Disziplinen haben in Gedanken ebenso geübt wie weltberühmte Pianisten. Schwierige Bewegungsabläufe kann man so bis zur Perfektion verbessern. Ob Hammerwerfer, Tischtennisspieler oder Hürdenläufer, nahezu alle Sportler werden durch zusätzliches Üben in der Vorstellung ihre Erfolge steigern können und tun es auch in der einen oder anderen Form. Daß nach allem, was wir bis jetzt gehört haben, das mentale Training auch zu körperlichen Reaktionen in den betreffenden Muskelgruppen führt, ist selbstverständlich. Schon

Pawlow hat 1936 darauf hingewiesen und lange vor ihm der britische Physiologe Carpenter.

Was das mentale Training zu leisten vermag, zeigte ein Versuch an einer Universität. Eine Gruppe von Sportstudenten mußte vierzehn Tage lang täglich zehnmal zehn Minuten in der Vorstellung Hürdenlauf trainieren. Es kam dadurch zu einer Verbesserung der Zeit im 110-Meter-Hürdenlauf um 0,57 Sekunden. Im Vergleich zu einer Kontrollgruppe betrug die Leistungssteigerung rund 100 Prozent. Man darf annehmen, daß mentales Training in der autogenen Versenkung noch wirksamer werden kann. Bis jetzt fehlen allerdings noch entsprechende Versuche in diesem Bereich.

Die Leistungsverbesserung im Sport ist ein Hauptanwendungsgebiet des AT. Olympiasieger wie Bernhard Russi und Olga Pall glauben, daß sie ihren Sieg im Skilaufen im wesentlichen dem AT verdanken.

Fassen wir noch einmal die Indikationen auf dem Sportsektor zusammen: Startfieber und Startverkrampfung; Verkrampfungen bei Minderwertigkeitskomplexen und Erwartungseinstellungen; die Unfähigkeit, alles aus sich herauszuholen, die man bei sogenannten konträren Typen antrifft; das Unvermögen, sich leicht und locker zu bewegen, Konzentrationsschwäche bei der Beurteilung der Situation, so daß einem selbst ein sicherer Sieg noch verlorengeht; allgemeine Nervosität – verbunden mit Schlaflosigkeit – vor dem Sportereignis und sogenanntes Wettkampffieber.

Die gewonnene Ruhe und Gelassenheit sowie die psychische Stabilisierung durch das AT machen nicht träge, wie einige Sportler vermuten, sondern setzen Kräfte frei für wesentliche Dinge. Untermauern und verstärken kann man die Wirkung noch durch die Vorsatzbildung. Durch sie kann der Sportler gezielt seine Schwächen bekämpfen.

Ganz wesentlich ist es, nachlassende Trainingsfreude neu zu wekken sowie Motivation und Leistungsbereitschaft ganz allgemein zu stärken, indem man sich Vorsätze folgender Art einprägt:

»Training (Leistung) macht frei und froh«
»Training (Laufen usw.) ist Freude«
»Training bringt Spaß, ich trainiere konsequent«

»Ich schaffe es« oder »Ich trainiere mit Lust und Liebe«
»Ich laufe ganz flüssig, frei und locker«
»Ich stoße ganz flüssig und kraftvoll«
»Ich werfe ganz flüssig, frei und kraftvoll«
»Ich starte schnell und flüssig«
»Ich springe frei und weit und flüssig«
»Ich springe frei und hoch und locker (flüssig)«

Wenn der Konkurrent aufkommt oder gleichauf liegt, kann es bei einigen Sportlern zu Verkrampfungen kommen. Dann sind Vorsätze angebracht wie:

»Gegner gleichgültig, ich bleibe im Rhythmus« oder
»Ich laufe locker und gebe alles»

Eine 13jährige Schülerin sagte sich mit bestem Erfolg:
»Ich bin beim Basketballspielen ganz ruhig.«

Ein nicht durchtrainierter und auf die 60 zugehender Berliner Professor bereitete sich – dabei auch angeregt durch mein Abenteuer – mit Hilfe des AT auf die Besteigung des Kilimandscharo vor. Vom Uhuru-Peak, der Kaiser-Wilhelm-Spitze, schrieb er mir, ohne Schultz und mich hätte er den Gipfel nicht bezwingen können. Weiter hieß es: »Ich glaube nicht, daß ich ohne den autogenen Vorsatz ›Ich werde den Gipfel erreichen‹ mit Übelkeit, Kopfdruck, Gleichgewichtsstörungen und Doppeltsehen dann noch rund 1400 Meter unter hinderlichen Geländebedingungen hätte höher steigen können.«

Es gibt keine Sportart, keine Expedition, die nicht durch geeignete formelhafte Vorsätze noch erfolgreicher durchgeführt werden könnte. Daß solcherart erzielte Leistungssteigerungen sich immer nur subjektiv empfinden lassen, ist nur für den ein Mangel, dem biologisches Denken ungewohnt ist.

## Mobilisierung unerschlossener Leistungsreserven?

Diese Frage ist für den Sportler außerordentlich wichtig. Daß es tatsächlich solche Reserveenergien gibt, zu denen man im allgemeinen keinen Zutritt hat, wissen wir aus Alltagserlebnissen wie diesem: Beim Reparieren eines großen amerikanischen Straßenkreuzers gerät ein junger Mann plötzlich unter den Wagen. Sein Vater eilt ihm zu Hilfe und will, da er weiß, wieviel ein solcher Wagen wiegt, den Wagenheber holen. Auf die Angstrufe hin kommt die Mutter des Verunglückten gelaufen, greift sofort zu und hebt den tonnenschweren Wagen soweit an, daß ihr Sohn sich befreien kann. Die Angst um den Sohn hatte ihr übermenschliche Kräfte verliehen.

Starke Affekte können – und dafür gibt es noch viele andere Beispiele – Kräfte freilegen, über die man willentlich nicht verfügen kann. Rund 70 Prozent der menschlichen Arbeitskapazität sind, so lehrt die Arbeitsmedizin, verfügbar, die restlichen 30 Prozent sind Reserven für den Notfall. Die Reserven schützen vor einer völligen Entkräftung, und in Urzeiten schützten sie vor Wehrlosigkeit gegenüber Feinden. Sie sind also eine lebensnotwendige Schutzeinrichtung der Natur.

In Chikago haben M. Ikai und H. Steinhaus herauszufinden versucht, wodurch sich eine maximale Leistungssteigerung erzielen läßt. Versuchspersonen mußten die Beugemuskulatur des rechten Armes maximal anspannen. Unter der Einwirkung von Alkohol kam es zu einer vorübergehenden Leistungssteigerung von 3,7 Pfund, nach der Verabreichung von Adrenalin betrug die Steigerung 4,7 Pfund, nach einem Aufputschmittel (Amphetamin) 9,5, nach Hypnose 18,3 und nach posthypnotischen Suggestionen 15,3 Pfund.

Basketballspieler und eine ganze Schwimmannschaft sind Stunden vor dem Wettkampf hypnotisiert worden – auch sie zeichneten sich dann durch Leistungssteigerungen und Siegesserien aus. Was nun interessiert, ist die Frage, ob auch das AT als erlaubtes und natürliches psychisches Dopingmittel zu Leistungssteigerungen führen kann, indem es uns Zugang zu unerschlossenen Leistungsreserven verschafft.

Mit dem Doping wurden in den Versuchen von Ikai und Steinhaus Kraftreserven bei Menschen, denen die rechte Motivation fehlte, mobilisiert. Der Wiener Sportmediziner Ludwig Prokop berichtet von Beobachtungen, die den Schluß zulassen, daß auch eine echte Motivation die psychische Leistungssperre durchbrechen kann, daß also leistungsmotivierte und gesunde Athleten durch Doping keine größeren Erfolge erzielen können. Das würde bedeuten: Auch das AT kann nicht mehr geben, als da ist.

Nun unterliegt aber auch die Leistungsbereitschaft – die Motivation ist nur einer ihrer Faktoren – gewissen, zum Teil voraussehbaren Schwankungen. Und sie können mit dem AT ausgeglichen werden.

Das Schultzsche Training für Leistungssportler ist auch noch aus einem anderen Grunde sehr wichtig: Nahezu jede freie Minute muß der in der Regel junge Spitzensportler dem Sport opfern, wodurch er Gefahr läuft, daß sein Reifungsprozeß leidet oder einseitig ausgerichtet wird. Hier kann das AT ausgleichen, vor allem dann, wenn der Sportler Gelegenheit hat, häufiger mit dem Psychotherapeuten zusammenzukommen als nur im Rahmen eines Kurses. Dazu gehört auch, wie der österreichische Nervenarzt G. S. Barolin berichtet, daß der Psychotherapeut als wohlwollend respektierter Spezialist und nicht als »Akteur in der Managergruppe der Mannschaft« angesehen wird. In der von Barolin trainierten Skimannschaft haben zwei Gold-, zwei Silber- und ein Bronzemedaillenträger ihren Erfolg unter anderem dem »spezifisch günstigen Einfluß des AT im Rahmen der Wettkampfsituation« zugeschrieben.

Bei einigen deutschen Mannschaften sind Psychologen einen anderen Weg gegangen, der zwar mit vielen Erwartungen und Hoffnungen angekündigt wurde, aber ohne sichtbaren Erfolg blieb. Aus meiner aktiven Sportzeit weiß ich nur dies: das AT bietet dem Athleten mehr als zahlreiche moderne Methoden, die meist zu einseitig sind. Allein schon durch den psychischen Reifungsprozeß, den das AT unterstützt, kann sich die Leistung des Sportlers verbessern.

## Leichter und besser arbeiten

Obwohl die Begriffe Leistung und Leistungssteigerung außerhalb des sportlichen Bereichs unpopulär geworden sind, ist es eine nicht wegzuleugnende Tatsache, daß Leistung zum Menschsein dazugehört. Eine andere Frage ist, ob sie ausarten muß – in Krampf und Zwang oder in eine »Arbeitsneurose«. Bei vielen Menschen muß man bremsen oder sie bitten, ihre Arbeitsweise zu kontrollieren oder zu revidieren. Der Wunsch, viel Geld zu verdienen, sollte kein Grund sein, Raubbau mit seinem Körper zu treiben.

Aber es gibt auch genügend Menschen, die sich um eine Möglichkeit bemühen müssen, leichter und besser zu arbeiten als bisher, sei es, um ein Examen zu bestehen oder um beruflich vorwärtszukommen. Dazu einige Hinweise, wie ihnen das AT dabei helfen kann.

An erster Stelle muß man wieder das Interesse an der jeweiligen Sache fördern und negative Einstellungen ausschalten. Als nächstes muß das Ziel klar abgesteckt werden; notfalls wird man es in Nah- und Fernziele aufteilen. Nahziele haben den Vorzug, daß man die Erfolge besser planen und in die allgemeine Strategie einbeziehen kann. Und Erfolg steckt bekanntlich an; er ist bis zu einem gewissen Grad auch erlernbar.

Zu dem Vorsatz »Arbeit macht Freude«, den man bei Bedarf präziser formulieren sollte, treten Sätze wie:

»Ich schaffe es«
»Ich erreiche mein Ziel«
»Ich schaffe mein Studium« (Arbeitspensum usw.)
»Ich arbeite gern, gelassen und gesammelt«
»Ich bin frei und mutig,
lerne gut und ruhig«
»Ich arbeite freudig und entspannt«
»Das Gedächtnis behält, Gedanken strömen«

Darüber hinaus müssen noch andere Vorsätze erwogen werden, die die zugrundeliegenden Störungen betreffen, zum Beispiel, wenn man unter Schlafstörungen leidet. In solchen Fällen empfiehlt es sich, die verschiedenen Vorsatzinhalte in Versform miteinander zu verbinden.

## Für extreme Lebenssituationen

Immer wieder wurde betont, daß sich das AT als Hilfe nahezu in allen Situationen des Alltags verwenden läßt. Das gilt ganz besonders für die im weitesten Sinne extremen Situationen. Wenn der verstorbene Einhandsegler Claus Hehner das AT erlernte, um es bei seinen vielen transozeanischen Regatten einzusetzen, so war sein Motiv klar. Strapazen ähnlicher Art haben professionelle Seeleute zu überwinden. Vor vielen Jahren habe ich schon gefordert, das AT in jedes Streß- und Katastrophentraining aufzunehmen; denn die Reaktion eines vorbereiteten Menschen läßt sich eher vorausbestimmen als die eines unvorbereiteten, der zu Kurzschlußhandlungen neigt.

Ein solches Streßtraining kommt auch für die Soldaten in Frage. Berichten zufolge sind 38 Prozent der in nordkoreanische Gefangenschaft geratenen amerikanischen Soldaten gestorben, und zwar die meisten von ihnen, weil sie den »hardships«, den Belastungen, nicht gewachsen waren. Sie hatten Angst vor einem ungewissen Schicksal. Im Koreakrieg erlitten auch siebenmal mehr Schwarze als Weiße Erfrierungen, weil sie sich vor der Kälte fürchteten. Hier hätte also das AT in mehrfacher Hinsicht so helfen können, wie es zahlreichen deutschen Soldaten in russischer Gefangenschaft eine Hilfe war.

Jeder von uns kann in Streßsituationen geraten oder sich auch selbst in solche Situationen hineinmanövrieren. Es sind also nicht nur die Manager, denen der Beruf zur Bürde werden kann. Für den Beruf des Piloten wird ebenfalls eine besondere psychische Stabilität verlangt. Wenn ein Pilot Angst vor bestimmten Situationen hat oder wenn er beim Fliegen auch nur andeutungsweise illusionäre Verkennungen, Wahrnehmungs- und Differenzierungsstörungen bzw. Gedankenverwirrungen hat, ist es für ihn höchste Zeit, einen Fachmann zu Rate zu ziehen und daneben autogen zu trainieren.

Wer zu Tagträumen und hypnoiden Zuständen neigt – das gilt für Piloten, See- und Autofahrer –, kann sich mit formelhaften Vorsätzen diese gefährliche Bereitschaft abgewöhnen:

»Ich bleibe am Steuer ganz frisch und munter«

Bei der Neigung zu Tagträumen wird man selbstverständlich nicht die Entspannung suchen, sondern aktivierende Vorsätze wählen wie:

»Ich bleibe beim Fahren (Fliegen, am Ruder) frisch und hellwach.« Oder:
»Ich bin frisch und jung und voller Schwung.«

Derartige formelhafte Vorsätze sind bei diesen Menschen deshalb so wichtig, weil der Hang zum Tagträumen durch intensiv betriebenes AT noch verstärkt werden kann, wie mir schon mehrfach von Kursteilnehmern berichtet wurde. Sie sollten also einer lauernden Gefahr rechtzeitig mit einem Vorsatz die Spitze nehmen. Das wird jeder vernünftige Mensch, der nicht autogen trainiert hat, rein gefühlsmäßig auch tun. Nur: Der autogen Trainierende ist geübt, er hat es gelernt, sein Organismus reagiert schneller und deutlicher.

## Leichtere Gewichtsabnahme

Die Hälfte aller Deutschen ist mit ihrem Gewicht nicht zufrieden. Das heißt, sie ist mehr oder weniger mit sich selbst nicht zufrieden. Übergewicht und Fettsucht haben immer wiederkehrende Ursachen: Bewegungsmangel, falsche Essengewohnheiten und psychische Verstimmungen. Regelmäßige Bewegung unterstützt nur dann eine Gewichtsabnahme, wenn man nach dem Wandern, Radfahren oder Schwimmen nicht mehr ißt als vorher. Dazu besteht eigentlich auch kein Anlaß, denn Bewegung ruft keinen zusätzlichen Hunger hervor.

Wer abnehmen will, muß wissen, wie man am leichtesten Pfunde verlieren kann. Man kann es, indem man beispielsweise auf Süßigkeiten und Alkohol verzichtet. Das reicht oftmals schon aus, um langsam Gewicht zu verlieren. Schwerwiegender wird es, wenn man auf nicht notwendiges Fett verzichtet und dafür mageren Käse, Fisch und mageres Fleisch bevorzugt. Manchen gelingt es leicht, ihr Gewicht zu halten, wenn sie morgens ein frisches Müsli, mittags einen Joghurt, nachmittags einen Apfel und abends eine kalorisch ausreichende abwechslungsreiche Mahlzeit zu sich nehmen. Natürlich kann man sich auch einer Selbsthilfegruppe der Weightwatchers anschließen, einen Arzt aufsuchen oder zum Psychotherapeuten gehen – immer jedoch ist die eigene Motivierung entscheidend.

Bei vielen Menschen – und das interessiert uns hier besonders – hat Übergewicht aber etwas mit der seelischen Verfassung zu tun. Wenn sie sich frustriert fühlen, greifen sie in den Eisschrank. Depressive Verstimmungen werden bei ihnen durch Eßwaren aufgehellt.

Anlaß dazu besteht bei solchen Menschen oft: Ärger im Betrieb oder in der Familie, Angst vor unerfreulichen Nachrichten, Liebesentzug, Enttäuschungen aller Art usw. Es verwundert also nicht, daß in diesen Fällen auf jede Abmagerungskur wieder ein Anstieg des Gewichts folgt. Aber ebensowenig erstaunt es, daß Teilnehmer der AT-Kurse, ohne danach gefragt worden zu sein, berichten, es falle ihnen jetzt leichter, Gewicht zu verlieren, weil ihr seelisches Gleichgewicht stabilisiert wurde.

Häufig werden die Voraussetzungen für ein späteres Übergewicht schon in die Wiege gelegt. Aber aus dicken Kindern werden dicke Erwachsene. Fettpolster sind eine lebenslange Last. Schon das Baby erfährt den Zusammenhang zwischen Nahrungsaufnahme und zärtlicher Zuwendung. Liebe und Nahrungsaufnahme werden identifiziert; auf Mangel an Liebe reagieren daher viele Erwachsene mit gesteigerter oder spezieller Nahrungsaufnahme. Die Gesundheitserziehung muß somit auf jeden Fall bei der Mutter beginnen.

Es scheint so, als ob das AT die Frustrationsgrenze ein wenig heraufsetzt; die Gefährdeten greifen nicht mehr so schnell in die Kalorienkiste.

Als formelhafte Vorsätze bieten sich an:

»Ich bin ganz ruhig, gelassen und satt«
»Alkohol ganz gleichgültig« (Süßigkeiten usw. . . .)
»Zu keiner Zeit, an keinem Ort trinke ich Alkohol«
»Wirtshäuser (Cafés) ganz gleichgültig«
»Ich bin ganz froh und frei, gelassen und satt«
»Ich bin ganz froh und frei und satt«
»Abstinenz (von Alkohol, Süßigkeiten) macht frei«

Einschneidende Abmagerungskuren sollten stets in Zusammenarbeit mit dem Arzt durchgeführt werden. Man tut klug daran, in jeder

Woche nur etwa ein Pfund zu verlieren, um wenigstens dieses Soll zu erfüllen. Als Faustregel kann gelten, daß das Normalgewicht Körpergröße über 100 cm in Kilogramm beträgt: Wer 1,70 m lang ist, darf hiernach etwa 70 kg wiegen, Frauen etwas weniger.

## Seele und Stuhlgang

Psyche und Stuhlgang sind immer schon in einen Zusammenhang gebracht worden. Freud veröffentlichte 1908 unter dem Gespött seiner Kollegen eine Arbeit, die aufzeigte, daß zur Verstopfung im allgemeinen ein kleinlicher, geiziger und auf gewissen Gebieten pedantischer Charakter gehört. Knapp ein halbes Jahrhundert später ergänzte der Psychosomatiker Franz Alexander in Chikago das Bild des chronisch verstopften Menschen: Er sei pessimistisch, defaitistisch, mißtrauisch und fühle sich nicht geliebt. Weiter sagt man dem Obstipanten nach, daß er kontaktschwach sei, sich nicht hingeben könne, bei allem, was er tue, noch etwas von sich zurückbehalte. Frigide Frauen sind oftmals verstopft. Der Darm verhält sich etwa so wie der Mensch selbst.

Mit dem Durchfall ist es etwas komplizierter. Dem Psychotherapeuten Günther Clauser zufolge verrät Diarrhö die Tendenz, im Übermaß zu geben. Nicht immer sind es Angsthasen, die mit Durchfall reagieren. Die Darmtätigkeit zeigt oftmals sehr enge Verknüpfungen zum Besitzstreben. So kann Durchfall die symbolische Antwort auf die alternative Forderung des Schicksals nach »Geld oder Leben« sein. Aber auch Leistungsangst kann dahinterstecken, Selbstreinigungstendenz, antisoziales und aggressives Verhalten und manch anderer Faktor, z. B. einfach nur unregelmäßiges Essen.

50 Prozent der Bundesbürger über 50 Jahre leiden unter Verstopfung. Mit viel Rohkost, Vollkornbrot, Trockenfrüchten, Kleie und vor allem Leinsamen könnten sie ihr zu Leibe rücken. Aber nicht wenige trauen den Medikamenten mehr zu als der eigenen aktiven Mitarbeit.

Die autogenen Grundübungen haben vielen geholfen, die Verstopfung zu überwinden. Man darf sogar soweit gehen und sagen: Wer das AT beherrscht, kann gar nicht verstopft sein. Nötigenfalls bringen formelhafte Vorsätze für ganz hartnäckige Fälle Erlösung und Entlastung:

»Verdauung geschieht eine halbe Stunde nach dem Aufstehen«
»Darm arbeitet ruhig und pünktlich«
»Verdauung folgt dem Wecken«
»Leib bleibt ganz locker« (bei Darmkoliken)
»Ich bin vollkommen ruhig und gelassen,
Leib strömend warm und ganz entspannt«
»Enddarm behält« (bei Durchfall)

## Befreiung von Schlafmitteln

Jeder zweite Bundesbürger – so ergeben Umfragen – ist mit seinem Schlaf nicht zufrieden: Er möchte länger oder aber besser schlafen. In den USA klagt jeder zweite sogar über Schlaflosigkeit. Hier wie dort steigt der Schlafmittelkonsum ständig an. Schlafstörungen sind eine moderne Seuche geworden, ein echtes Zivilisationsleiden, an dem der moderne Mensch meist selbst die Schuld trägt. Den Tag ausklingen lassen, Schlafhygiene betreiben – dazu wird er nicht mehr erzogen. Bewegung am Abend, Einschränkung von Genußmitteln und Vermeidung von Aufregung – das sind auch heute noch außergewöhnliche Verhaltensweisen. Der moderne Mensch greift lieber zur Tablette, er traut ihr mehr zu als sich selbst. Falls er nicht sofort einschlafen kann – die Schlaftablette liegt bereit. Und da er häufig Angst hat, nicht einschlafen zu können, es auch geradezu erwartet, nimmt er sie schon »prophylaktisch«, vorbeugend. Diese Erwartungsangst ist der größte Gegner des Schlafes.

Leichten Störungen des Alltagslebens mit Geduld zu begegnen, fällt dem modernen Menschen schwer. Er versucht sie, koste es, was es wolle, umgehend zu beseitigen. Das Leben ist machbar geworden. Auch der Schlaf. Er hat schnell zu kommen, sonst wird er gemacht. Der Griff zur Schlaftablette ist vielfach ein Reflex geworden; man denkt sich nichts mehr dabei. Alle Schlafmittel-Abhängigen haben so begonnen. Die Dosis muß in der Regel bald gesteigert werden. Wer hier nicht aufpaßt, gerät schnell in den Sog der Abhängigkeit. Bald haben sich sämtliche Zellen des Körpers an diesen bequemen Mechanismus gewöhnt. Ohne eine grundlegende Änderung, ohne eine entsprechende Gesundheitserziehung ist der Körper nicht mehr in der Lage, von den Tabletten loszukommen.

Aber ernsthaft betriebenes AT kann in solchen Fällen immer noch ausgezeichnet helfen. »Nach der Ruhigstellung ist die häufigste und dankbarste Anwendung des Trainings in der Wiedererlernung der Schlaffunktion gegeben«, schreibt Schultz in seiner Monographie. Die Mehrzahl der Kursteilnehmer schläft schon während des abendlichen Trainierens ein, die letzten Übungen werden gar nicht mehr durchgeführt. Doch man kann für hartnäckige Fälle noch mehr tun. Man gibt ihnen geeignete formelhafte Vorsätze, die sie in ihre tieferen seelischen Schichten einbauen.

Dazu zwei Beispiele aus den Protokollen:

37jährige Hausfrau (Schlaflosigkeit, Nervosität, Ekzem) wählte den Vorsatz »Ich schlafe ruhig, fest und tief« und konstatierte: »Ich schlafe jetzt schnell ein und kann durchschlafen.«

Beamter, 46 Jahre (Schlafstörungen, Nervosität, Magengeschwüre) prägte sich die Vorsätze ein »Ich schlafe durch bis halb sieben« und »Tagsüber keine Zigaretten«. Sein Erfolg: »Schlafe jetzt ohne Schlafmittel durch und rauche nur noch abends.«

## Formelhafte Vorsätze bei Schlafstörungen

1 Einschlafstörungen:

»Gedanken sind ganz gleichgültig«

»Die Augen sind ganz müde und schwer«

»Ich schlaf' schnell ein,
so soll es sein«

»Unterkiefer ganz schwer, Zungenboden ganz schwer, Augenlider ganz schwer« (jeweils 1 ×), »Sonnengeflecht strömend warm« (ca. 6 ×)

»Schlaf ganz gleichgültig, Ruhe wichtig«

2 Durchschlafstörungen:
»Ich schlafe tief und fest die Nacht,
bis ich um sechs erwach'«
»Erwach' um sechs Uhr dreißig
ganz frisch, munter und fleißig«
»Ich schlafe bis sechs ganz ruhig und fest«
»Ich liege und schlafe ganz mit Frieden« (4. Psalm, 9. Vers)
»Ich schlafe gut und tief und ohne Sorgen
und erwache frisch und gestärkt am Morgen«

3 Zu frühes Erwachen:
»Ich schlafe durch bis morgen früh,
das macht mir leicht des Tages Müh'«
»Ich schlafe durch bis sechs ganz ungestört und fest«

4 Für Nacht- und Schichtarbeiter, Seeleute, Flugpersonal u. a.:
»Ob spät, ob früh,
ich schlaf' ohne Müh'«
»An jedem Ort, zu jeder Zeit
bin ich sogleich zum Schlaf bereit.
Wo immer ich zu schlafen hätt',
ich schlafe wie im eig'nen Bett«

5 Störungen verschiedener Art:
»Ohne Tabletten und Pillen
laß mich vom Schlaf umhüllen«
»Geräusche sind ganz gleichgültig«
»Hitze (Kälte, Schnarchen, Moskitos usw.) ganz gleichgültig«
»Lasse mir den Schlaf nicht stören,
denn Lärm kann man überhören«
»Ganz ohne Tabletten in die schönen Betten,
tief und fest geschlafen, wie im sichern Hafen.
Morgen früh Verdauung zur eignen Erbauung«
»Lasse mich vom Lärm nicht stören,
kommt Schlaf, tu ich ihm nicht wehren«

## »Lärm ganz gleichgültig«

Wenn wir selbst Lärm erzeugen, stört er uns wenig. Erst wenn die Umwelt lärmt, werden wir hellhörig, dann belästigt und quält er uns, beeinträchtigt unser Wohlempfinden. Dauerlärm kann uns so sehr auf die Nerven gehen, daß der Körper zur Abwehr schreiten muß. Vegetative Symptome treten in Erscheinung, anfangs nur vorübergehend, später jedoch auch während der lärmfreien Zeit. Oder aber der Körper will den Lärm nicht mehr zur Kenntnis nehmen: Man wird schwerhörig. Die Lärmschwerhörigkeit ist eine der häufigsten entschädigungspflichtigen Berufskrankheiten unserer Zeit. Welch Wunder: 43 Prozent der Bundesbürger fühlen sich nach Befragungen aus dem Jahre 1970 durch Lärm zeitweilig in ihrem Wohlbefinden beeinträchtigt.

Der Lärm wirkt sich über das Zentralnervensystem auf die vegetativ gesteuerten Organe aus, auf die Hormondrüsen, die Muskel- und Hautspannung, die psychischen Reaktionsweisen – kurz, auf den gesamten Organismus. Unsere körperliche, seelisch-geistige und soziale Gesundheit wird untergraben. Im Alltag gibt es kaum einen größeren Störfaktor als den Lärm. Wir alle müssen ihn bekämpfen, wo wir nur können, wir müssen gegen ihn einschreiten.

Lärmschutzmaßnahmen obliegen zwar im wesentlichen dem Gesetzgeber, aber oft genug kann der Bürger auch unnötigen Lärm selbst abstellen. Dazu gehört allerdings Zivilcourage, die nicht alle aufbringen. Stärkeren Lärm sollte man immer meiden, auch wenn das AT gute Hilfe verspricht. Für den Nachtlärm müssen besondere Vorsätze gewählt werden; bei Tageslärm genügt meist der Indifferenzvorsatz:

»Schlafe durch die ganze Nacht,
bis um sechs die Sonne lacht«
»Schlafe ganz tief und fest
bis morgen früh um sechs«
»Ich bin vollkommen ruhig,
Geräusche ganz gleichgültig«
»Ich bin vollkommen ruhig und gelassen;

Lärm beruhigt und vertieft Konzentration«
»Ich bin ganz ruhig und heiter,
trotz Lärm arbeite ich weiter«

## Versuchsweise Anwendungen

In den Kursen werden manchmal die verblüffendsten Fragen gestellt. So wollte eine Teilnehmerin wissen, ob man mit dem AT auch kosmetische Erfolge erzielen kann. Seit ihrer Jugend sei sie extrem blaß, ihr Blutdruck normal; ob sie mit Hilfe der Wärmeübung zu einem natürlichen Rouge gelangen könne? Da man sich mittels des AT ein Erröten abgewöhnen kann, ist es durchaus verständlich, wenn diese Frage gestellt wird.

Eine blasse Gesichtshaut ist wohl bei den meisten Menschen nur ein Symptom, das vor allem dann auftaucht, wenn der Blutdruck plötzlich sinkt oder wenn er niedrig ist. Daher ist es notwendig, den Hausarzt zu konsultieren, ob es von seinem Standpunkt aus ratsam ist, Vorsätze anzuwenden. Denn es können natürlich auch Krankheiten dahinterstecken, wie zum Beispiel chronische Nierenerkrankungen oder Eisenmangel.

Nach Klärung dieser Frage wurde der Teilnehmerin geraten, den Vorsatz

»Gesichtshaut strömend warm durchblutet« zu benutzen.

»Gesichtshaut ganz warm und weich und rot« wäre eine andere Möglichkeit gewesen. Die Hörerin selbst war fest davon überzeugt, daß sich ihr Aussehen dadurch etwas gebessert hat.

Eine andere Schülerin, ein junges Mädchen, fragte einmal im Anschluß an eine Kursstunde, ob man den Brustumfang auch auf natürliche, daß heißt autogene Weise vergrößern könne. Es wurde ihr erst einmal empfohlen, bestimmte isometrische Übungen durchzuführen, z. B. bei ausgestreckten Armen die Handinnenflächen für etwa fünf Sekunden – nicht mehr und nicht weniger – kräftig gegeneinander zu pressen. Zusätzlich erhielt sie den Rat, sich mindestens dreimal am Tag im autogenen Versenkungszustand die gewünschte Brustform vorzustellen und sich dabei den Vorsatz einzuprägen: »Brüste werden stärker.«

Es heißt, daß in den USA der Brustumfang zahlreicher Frauen durch hypnotische Suggestionen um mehrere Zentimeter vergrößert werden konnte. Wenn man weiß, wie schwer manche Frauen darunter leiden, daß sie sich von der Natur in dieser Hinsicht benachteiligt fühlen, wird jeder verzweifelte Versuch verständlich, zumal Operationsmethoden immer noch ein gewisses Risiko in sich bergen.

## Anregung des Abwehr- oder Immunsystems

Über das Immunsystem wissen wir auch heute noch viel zu wenig. Die Immunsuppression, das heißt die künstliche Unterdrückung von Immunreaktionen beispielsweise bei Transplantationen, ist den Ärzten wohlvertraut, jedoch die Stärkung der Abwehrkräfte bei Erkrankungen wird als Forschungsthema der Medizin vernachlässigt. Das ganze Leben beeinflußt uns, in der Regel positiv oder negativ. Auch unser Abwehrsystem – oder Teile davon – reagiert mit. Die Thymusdrüse, hinter dem oberen Brustbein gelegen, spielt – auch nach dem Verständnis zuständiger Wissenschaftler – eine wichtige Rolle im komplizierten System der körperlichen und sekundär auch der psychischen Abwehr. Das haben unter anderem auch die Forschungen des Nobelpreisträgers Hans Selye ergeben.

Interessanterweise haben die alten Inder und Chinesen und auch die Griechen in gewisser Hinsicht mehr über die Thymusdrüse gewußt als wir. Für diese Völkerschaften war die Drüse der Sitz der Lebensenergie. Mehr als 2500 Jahre später fand der Streßforscher Hans Selye, daß sich unter Disstreß u. a. die Thymusdrüse zurückbildet. Da sie alten Erfahrungen und neuen Forschungsergebnissen zufolge den Energiefluß im Organismus regulieren soll, kommt es unter Streß zu Blockierungen, die durch Muskeltestverfahren nachweisbar und damit wissenschaftlich wiederholbar sein sollen. Die Chinesen nahmen auf der Basis ihrer Meridianlehre an, daß den Krankheiten eine Störung oder Blockierung des Energieflusses zugrunde liegt. Denkbar ist diese Annahme, da die verschiedenen – auch aus der Akupunktur bekannten – Meridiane mit ganz bestimmten Organen, Muskeln und Hautbezirken in Verbindung stehen sollen (G. Goodrich, J. Diamond). Wohl diese Kenntnisse gestatteten es den alten chinesischen Ärzten, für die Gesunderhaltung ihrer Klienten Geld fordern zu können, nicht jedoch im Krankheitsfall.

Eine strahlende Gesundheit hängt also diesen Theorien zufolge entscheidend von einer gut funktionierenden Thymusdrüse bzw. von einem freien Energiefluß ab. Den Leser interessiert von diesem Blickpunkt betrachtet, was denn nun seine »Thymuskraft« stärkt und was sie schwächt. Aus der Fülle der möglichen positiven Anregungen seien nur einige angeführt, die amerikanischen Forschern zufolge, alle nachprüfbar sind.

Die Lebensenergie – und damit auch die Gesundheit und Widerstandskraft – wird demzufolge gefördert durch:

- Lachen; es muß nicht gerade ein homerisches Gelächter sein, aber es sollte mehr sein als ein Lächeln.
- Umgang mit positiv eingestellten Menschen.
- Tiefes Einatmen. Das jedoch sollte man nicht häufiger als zweimal hintereinander tun, um eine Überatmung (Hyperventilation) zu vermeiden; dafür kann man es nach wenigen Minuten wiederholen.
- Die Empfehlung aus dem Yoga, einige Sekunden lang mit der Zungenspitze auf den oberen Gaumen, etwa einen Zentimeter von der Zahnreihe entfernt, zu drücken.
- Zwei- bis dreimaliges Klopfen mit den Fingerkuppen auf das obere Brustbeindrittel; das wiederholt man (wenn man allein ist) beispielsweise bei einer drohenden Erkältung etwa alle zehn Minuten.
- Konzentriertes Beten in der Entspannung.
- Intensives Denken an ein Leitmotiv, das individuell sehr unterschiedlich sein kann; beispielsweise in einem seelischen Tief: »Ich bin jung, gesund und voller Schwung.« Bei einer chronischen Erkrankung kann es nur von Vorteil sein, wenn man sich ein Leitmotto immer wieder intensiv vorstellt wie z. B.: »Jede Zelle meines Körpers ist von Gesundheitsimpulsen durchflutet« und dabei vor allem an seine bedrohten Körperregionen denkt. Interessanterweise stabilisiert das unsere Abwehrkräfte, was auch der Erfahrung von Ärzten, Krankenpflegepersonal und Arzthelferinnen entspricht, die sich ja bei jeder Epidemie anstecken müßten, wenn sie nicht fest davon überzeugt wären, daß sie sich eben nicht anstecken. Ein einfacher Satz könnte lauten: »Ich bin und bleibe

gesund.« Ärztliche Kontrollen sind jedoch auch hier nach wie vor notwendig.

- Lebensmittel im Gegensatz zu nicht mehr »lebenden« Nahrungsmitteln.
- Ganz bestimmte Vorsätze, die zum Teil von dem amerikanischen Psychiater John Diamond stammen. Aber einige dieser Vorsätze hatten sich mir schon im AT bewährt, noch ehe überhaupt die Forschung zum Thema Lebensenergie einsetzte. Seit mehr als zwanzig Jahren haben die Teilnehmer meiner Kurse mit diesen Vorsätzen gute Erfahrungen sammeln können, ohne daß wir wußten, was Lebensenergie für den Organismus bedeuten kann. Wenn ganz bestimmte Krankheiten vorliegen, tut der Trainierende gut daran, detaillierte Visualisierungsübungen mit seinem behandelnden Arzt zu erarbeiten. Wenn jedoch unklare Störungen oder Beschwerden vorliegen oder wenn sich jemand vorbeugend stärken oder die Therapie seines Arztes unterstützen will, dann kann folgende Entspannungsübung helfen, die Abwehrkräfte des Körpers zu mobilisieren:

> »Ich bin vollkommen ruhig und gelassen.
> Der ganze Körper ist entspannt und wohlig warm.
> Meine verlängerte Ausatmung fließt in die Thymusdrüse (hinter dem oberen Brustbeindrittel) – strömend warm.
> Ich bin mutig und frei. – Ich bin dankbar. – Ich bin voller Glauben. – Ich bin voller Vertrauen. – Ich bin ganz Liebe. – Meine verlängerte Ausatmung fließt in die Leibmitte, in die Tiefe – strömend warm. – Ich bin mutig und frei. – Ich bin dankbar. – Ich bin voller Glauben. – Ich bin voller Vertrauen. – Ich bin ganz Liebe. – Ich bin jung, gesund und voller Schwung. – Ich bleibe vollkommen ruhig und gelassen.« Dann erfolgt die Zurücknahme mit:
> »Recken – strecken – dehnen und gähnen.«

Für diese Übung sollten etwa fünf Minuten ausreichen. Aber: jeder einzelne Vorsatz – isoliert und gefühlvoll verinnerlicht – wirkt schon anregend auf das Abwehrsystem.
Deprimierend wirken auf das Abwehrsystem vor allem: Angst, Haß, überhaupt negative Gefühle, d. h. Streß.

# Anwendungsgebiete bei Leiden und Krankheiten

Unsere Gesundheit ist kein gleichbleibender Zustand, wir müssen sie stets neu erwerben und absichern. Eine gute Möglichkeit dazu bietet das Autogene Training; auf dem Gebiet der seelischen Gesundheit steht es nahezu konkurrenzlos da.

Wer gesund ist, kann es sich bedenkenlos nutzbar machen. Aber wer sich weder krank noch gesund fühlt, muß in hohem Maße Selbstkritik aufbringen, sonst kann er ohne Führung des Arztes zu einem »eingebildeten Gesunden« werden. Die Gefahren liegen auf der Hand.

An einem Beispiel sei dies erläutert. Nahezu alle Krankheiten beginnen mit unauffälligen vegetativen Erscheinungen, die man selbst genausowenig durchschauen kann wie der Arzt. Es gibt eine besondere Form eines Magenkrebses, die jahrelang entweder keine oder nur sehr geringe Beschwerden macht. Man gewöhnt sich an sie und nimmt sie nur zu leicht als gegeben hin. Wer solche kleinen Alarmzeichen autogen trainierend überdeckt, kann den günstigsten Zeitpunkt einer Früherkennung verpassen, weil er sich einbildet, gesund zu sein. Eine regelmäßige Kontrolle der Beschwerden aber wäre hier notwendig. Vor allem endoskopische oder auch Röntgenuntersuchungen sind in diesem Fall wichtig.

Wenn man dagegen schon weiß, daß man dieses oder jenes Leiden hat, sollte man zusammen mit seinem behandelnden Arzt vorgehen. Der Kursleiter – auch wenn er Arzt ist – wird nicht immer die richtige Entscheidung treffen können. Wie soll der Kursleiter beispielsweise wissen, ob Schmerzen, die in die linke Schulter ausstrahlen, von einer nervösen oder von einer echten Angina pectoris herrühren? Ähnliches gilt von vielen anderen Symptomen. Daher sei dringend geraten, mit dem Hausarzt zusammenzuarbeiten, wenn es sich um Krankheitszeichen handelt.

Im allgemeinen aber läßt sich sagen: Es gibt kaum eine Erkrankung, bei der nicht durch das Autogene Training gewisse Erleichterungen zu erzielen wären. Das gilt auch und gerade für die Arteriosklerose, auf deren Boden sich vor allem der gefürchtete Herzinfarkt entwickeln kann.

## Streß – auch eine Herzensangelegenheit

In den Industriestaaten stirbt ungefähr die Hälfte aller Menschen an den Folgen der Arteriosklerose, vor allem an Herzinfarkt. Das Autogene Training kann hier viel entscheidender helfen, als noch vor wenigen Jahren zu vermuten war.

Zwar wußte schon der Volksmund seit eh und je, daß Angst, Ärger und Anspannung die Herzarbeit beeinträchtigen können; die Kliniker aber waren nur zum geringsten Teil davon überzeugt. Sie meinten, die nicht erst seit dem Massenexperiment von Framingham bekannten sogenannten Risikofaktoren (Zigarettenrauchen, hoher Blutdruck, erhöhter Cholesterin- und Blutzuckerspiegel, Übergewicht, Bewegungsmangel u. a.) reichten aus, um das Auftreten des Herzinfarktes zu erklären. Als 1969 auf einem Symposium über Herzinfarkt und Gesundheitserziehung der psychische Streß als Risikofaktor anerkannt werden sollte, lehnten die anwesenden Kliniker dies ab. Heute jedoch liegen zahlreiche – von den Kardiologen bestätigte – Beobachtungen vor, die Disstreß als einen Hauptfaktor bei der Entstehung des Herzinfarktes ausweisen.

Es ist nicht wissenschaftlich, wenn Alltagswahrheiten so sträflich vernachlässigt werden – fast könnte es einem Herzeleid bereiten oder das Herz abdrücken, wie der Volksmund treffend sagt. Aufgrund dieser menschlichen – durchaus nicht nur den Ärzten anhaftenden – Schwäche empfehle ich in meinen Kursen und in meiner gesundheitserzieherischen Arbeit stets, der Patient solle sich zum Spezialisten seines Leidens entwickeln, er solle alles lesen, was ihm über seine Krankheit in die Hände kommt. Manchem Arzt wird es nicht gefallen, wenn sein Patient mit ihm diskutiert, er sieht sich lieber in der

Vaterrolle statt als kooperativer Partner. Aber auf diese Weise wird es dem Patienten ermöglicht, mitzudenken, und das kann für seine Gesundheit förderlich sein.

Die geringe Beachtung, die noch bis vor kurzem der emotionale Streß gefunden hat, erklärt sich damit, daß er so schwer nachzuweisen ist. Außerdem scheint der gleiche Streß bei dem einen Menschen einen Herzinfarkt zu fördern, beim anderen dagegen Asthma oder ein Magengeschwür.

In einer Untersuchungsreihe mit Autorennfahrern haben zwei Londoner Forscher nachgewiesen, daß die nervliche Anspannung vor und während des Rennens zu erhöhten Blutfettwerten führt, die, so vermuten die beiden, bei häufigem Auftreten vielleicht auch Arteriosklerose zur Folge haben können. Untersuchungen in der BRD erbrachten besonders hohe Cholesterinwerte bei Kraftfahrern und Straßenbahnfahrern, die in dreifachem Schichtrhythmus tätig waren, sowie bei Arbeitern mit zweifachem Schichtwechsel und bei Akkordarbeitern. Aber der Herztod kann allen Menschen drohen, die vom Streß des Wohlstandslebens erfaßt sind – nicht nur bestimmten Schichtarbeitern und Managern.

## Herztod – Tribut an den sozialen Aufstieg?

Zu dieser journalistisch pointierten Schlußfolgerung kann man kommen, wenn man die im US-Staat Georgia angestellten Untersuchungen kennt, an denen sich auch Forscher europäischer Hochschulen beteiligten. Curtis M. Hames, leitender Arzt der Gesundheitsbehörde des Evans-Distrikts, in dem die Untersuchungen im Verlauf von zehn Jahren an mehr als 3000 Personen durchgeführt wurden, berichtete in den »Archives of Internal Medicine« darüber. In mühseliger Kleinarbeit wurden in dem Landbezirk alle Menschen über 40 sowie die Hälfte aller 15- bis 39jährigen nach ihren Lebensgewohnheiten, nach Einkommen, Speisezettel und Krankengeschichte gefragt. In regelmäßigen Abständen untersuchte man Blut, Urin, Gewebe, kontrollierte Blutdruck, Blutzusammensetzung sowie Herzfunktion. Selbst die Todesursachen wurden (autoptisch) gesichert.

Die Ergebnisse waren eindeutig. Wenn der Lebensstandard niedrig ist, wenn die Versuchspersonen darüber hinaus noch schlank sind, nicht rauchen, körperlich arbeiten, sind sie »praktisch immun« gegen den Herztod, selbst wenn man bei ihnen infarktfördernde Risikofaktoren wie hohen Blutdruck, fettreiche Nahrung und erhöhten Cholesterinspiegel nachweisen kann.

Angehörige der oberen Einkommensklassen dagegen können ihren Tag mit Gymnastik und Orangensaft beginnen, mageres Steak in Färberdistelöl zubereiten und auch sonst noch alles tun, was man als herzfreundliche Lebensweise bezeichnet – sie bleiben herzinfarktgefährdeter als die armen Leute. Die Erklärung heißt Streß, vor allem durch Ehrgeiz und Selbstsucht.

## Der Mensch reagiert wie ein Urtier

Obwohl sie so schwer faßbar sind, ist den emotionalen Faktoren auch von vielen anderen Forscherteams entscheidender Einfluß auf die Entstehung des Herzinfarktes zugebilligt worden. Der moderne Mensch reagiert noch immer wie sein tierischer Urvater aus der Vorzeit. Wenn Gefahr droht,kommt es wie bei jedem anderen vergleichbaren Lebewesen auch bei ihm zu einer überschießenden Kraftentfaltung und -bereitstellung: die Nebennieren schießen Adrenalin ins Blut. Dadurch werden Energien in Muskeln und Gehirn frei, es erfolgt eine blitzartige Mobilmachung aller Körperreserven. Puls, Blutdruck und Atemfrequenz klettern empor, der Magendarmbereich hört schlagartig mit der Verdauungsarbeit auf, aus den Blutreserveräumen werden sofort rote Blutkörperchen zum Einsatz geschickt, die Sauerstoffaufnahme und Kohlendioxydabgabe erleichtern sollen; auch in der Blutchemie treten bestimmte Veränderungen auf, damit bei eventuellen Verwundungen das Blut schneller gerinnt. Innerhalb eines Bruchteils einer Sekunde ist der Mensch kampf- oder fluchtbereit.

Aber der Mensch kann im Gegensatz zum Tier weder fliehen noch kämpfen, und die frei werdenden Energien richten sich jetzt gegen den eigenen Körper. Wenn die Bedrohung oder der Streß schnell vorüber ist, fängt der Körper die Auswirkungen der Mobilmachung auf. Häufig genug kann der Mensch eine wirkliche Gefahr nicht mehr von einer scheinbaren unterscheiden, er fühlt sich oft oder immer bedroht, oder gekränkt, oder frustriert. Die Mobilmachung verliert dann ihren eigentlichen Sinn, dennoch wird sie vollzogen. Daß eine solche Belastung dem Körper schaden kann, liegt auf der Hand. Ob es nun nach diesem sehr vereinfacht geschilderten Schema zu einem Herzinfarkt oder zu einer anderen Erkrankung kommt, hängt dann immer noch von vielen anderen Faktoren ab.

Man wird jetzt verstehen, warum das AT so außerordentlich wichtig gerade für Infarktgefährdete ist. Wenn andauernder Streß die Gefäße einengen kann, so kann das AT diesen Prozeß verhüten oder verzögern. Günstigenfalls kann es sogar verhindern, daß die Mobilmachung überhaupt eintritt – durch die Resonanzdämpfung grober Affekte.

Wer zu rücksichtslosem Konkurrenzkampf neigt, ehrgeizig, aggressiv und tatkräftig ist, wird einer Untersuchung aus dem Mount-Zion-Krankenhaus in San Franzisko zufolge eher zu einem Herzinfarkt neigen als der gelassenere, weniger an gesellschaftlichen Erfolgen und mehr an seinen Hobbys interessierte Typ. Das Herz ein Spiegel der Seele – dieses alte Erfahrungswort findet endlich seine wissenschaftliche Anerkennung.

## AT kontra Risikofaktoren

Da in den USA im Jahre 1983 ca. 640 000 Menschen, in der Bundesrepublik etwa 130 000 an Herzinfarkt starben, soll noch ganz kurz auf die Risikofaktoren eingegangen werden, die durch das AT gut zu beeinflussen sind. An erster Stelle ist der zu hohe Blutdruck zu nennen.

Der Bluthochdruck ist eine häufige Krankheit. In New Orleans leiden nach einer Untersuchung aus dem Jahre 1971 etwas mehr als ein Drittel der Erwachsenen an einem zu hohen Blutdruck. Der Internist J. Moeller aus Hildesheim nimmt an, »daß die Hypertonie in einem von vier Fällen die Todesursache ist«. Hypertonie, also Hochdruck, führt zu Arteriosklerose, zu Herzinfakt und Schlaganfall. Behandelt man dann nicht frühzeitig, sinkt die Lebenserwartung erheblich.

Wenn der Bluthochdruck keine erkennbare organische Ursache hat, spricht man von einer sogenannten essentiellen Hypertonie. Man glaubt, sie beruhe auf einer generellen Verengung der kleinen Blutgefäße. Aber was die Adern nun veranlaßt, sich zu kontrahieren, ist nur schwer durchschaubar. Disposition und psychische Bedingungen spielen dabei eine Rolle. Aus diversen Untersuchungen ergibt sich, daß hochdruckkranke Menschen auf körperliche Reize wie Kälte sowie auf psychische Belastungen mit einem weiteren Anstieg des Blutdrucks reagieren.

Franz Alexander, Psychiater an der Universität Illinois, charakterisiert diese Patienten als übertrieben nachgiebig und höflich. Ihre unterwürfige Haltung sei ein Zeichen der Abwehr gegen die chronisch gehemmte Wut, die man bei ihnen häufig antreffe. Diese Unterwürfigkeit habe wiederum Minderwertigkeitsgefühle zur Folge, die aggressive Antriebe verstärken. Wenn also bei gegebener Anlage solche Menschen ihre aggressiven Antriebe in chronischer Weise hemmen »und nicht irgendwelche neurotischen Symptome für die Abfuhr solcher Impulse« ausnutzen, kann sich ein Hochdruck entwickeln, faßt Alexander zusammen.

Man kann mit der immer wichtiger werdenden Methode des Biofeedback, der biologischen Rückkoppelung – einer Versuchsanordnung mit Rückmeldung bestimmter unbewußter körperlicher Funktionen – Tiere und Menschen dazu bringen, eins ihrer Organe willentlich zu beeinflussen, was sonst nicht möglich ist. Auf diese Weise ließ sich in Versuchsreihen mit Studenten deren Blutdruck sowohl erhöhen als auch senken. Aber im Augenblick ist diese Methode wohl noch zu aufwendig, um therapeutisch – auch bei anderen psychosomatischen Krankheiten – im größeren Maßstab eingesetzt zu werden.

Leichter und natürlicher wäre es für einen Hochdruckkranken, sich jeden Tag ausreichend in frischer Luft zu bewegen, um den Blutdruck zu senken. Salzarme Kost kann angezeigt sein (den Arzt fragen), vor allem jedoch reichlich Rohkost. Aber viele Betroffene tun sich schwer, aktiv etwas gegen ihr symptomarmes Leiden zu unternehmen.

Das AT kann bei der Behandlung des Hochdrucks eine wichtige Rolle spielen. Schon die ersten entsprechenden Untersuchungen, die

Schultz durchführte, ließen dies erkennen. Bei vielen Trainierenden senkt sich der hohe Blutdruck schnell. Ob es ausreicht, um ohne Medikamente auszukommen, wird immer der behandelnde Arzt entscheiden.

Bei Beginn der Störung wird das AT noch mit sehr guten Aussichten auf Erfolg eingesetzt werden können; mit zunehmender Fixierung des Leidens – das gilt auch für andere Übel – werden seine Erfolgschancen geringer. Die Formulierung der Vorsätze sollte sich auch auf die psychische Grundhaltung beziehen:

»Ich bin vollkommen ruhig, gelassen und frei,
Kopf klar und leicht, Stirn angenehm kühl«
»Ich bin ganz ruhig, gelassen und frei,
vertrete mein Recht ganz sicher und frei«

Trotz der großen sozialen Bedeutung, die der Schlaganfall als Folge des Hochdrucks in den Industriestaaten hat – allein in der Bundesrepublik rechnet man mit jährlich etwa 100 000 Opfern –, läßt sich kaum von einer spezifischen Vorsorge sprechen. Meist kann man erst, wenn ein Schlaganfall eingetreten ist, handeln. Oberstes Ziel ist es dann, Rückfälle zu verhindern und entstandenen Schaden wieder zu beheben. Wer einen Herzinfarkt oder einen Schlaganfall erlitten hat, ist gut beraten, Selbsthilfe-Gruppen beizutreten. Bei erblicher Belastung sollte man schon in jungen Jahren einer Arteriosklerose und einem Hochdruck entgegenarbeiten.

Starkes Übergewicht führt in der Hälfte der Fälle zu Hochdruck. Daher hat es als Risikofaktor ebenfalls Bedeutung, außerdem belastet Übergewicht natürlich ein krankes Herz.

Ein wichtiger Risikofaktor ist übermäßiges Rauchen von Zigaretten. Gelegentlich ist es auch Symptom einer nicht stabilen psychischen Verfassung, vor allem bei jüngeren Menschen. Nur sehr wenige Infarktkranke waren immer Nichtraucher. Leistungssucht und starkes Rauchen vertragen sich auf die Dauer schlecht.

Auch der Alkohol kann unter Umständen zu einem Risikofaktor werden. W. Teichmann, Chefarzt einer LVA-Kurklinik in Bad Wörishofen, wies nach, daß selbst nach einem Herzinfarkt 56,4 Prozent der 729 von ihm befragten Patienten immer noch einen täglichen Bierkonsum von zwei Litern hatten. Außerhalb Bayerns sehen diese Zahlen jedoch besser aus.

## Rehabilitation von Herzinfarktkranken

In großen und modernen Kurkliniken für Herzinfarktkranke spielt das AT im Rahmen der Rehabilitation eine wichtige Rolle. Aber manchmal ist es selbst heute noch so, daß nur Tonbänder ablaufen, die den AT-Unterricht nicht ersetzen können. Die Folge davon: die Patienten werden mehr frustriert als motiviert. Dann wäre es schon besser, erfahrene Kursleiter von außen heranzuholen, damit die Kursteilnehmer auf jeden Fall angeregt werden, später in ihrem Heimatort solche oder ähnliche Entspannungskurse zu besuchen. Es sollte auch nicht verschwiegen werden, daß die Yoga-Tiefenentspannung und das Psychohygienetraining (siehe später) oft eine noch tiefere Wirkung erzielen können als das AT.

Eine Rehabilitation von Herzinfarktkranken ohne Entspannungsmethoden, ohne AT als der am häufigsten praktizierten Methode, ist kaum vorstellbar. Denn der Patient soll sich ja mit seiner Situation, mit seiner Krankheit und mit seinem körperlichen Zustand auseinandersetzen. Er darf auf keinen Fall so weiterleben wie bisher, lernen muß er, sich von seinem bisherigen leistungsbezogenen Denken und Leben zu distanzieren, sich zu lösen, sein Ziel auch einmal aus dem Auge zu lassen; er muß sich frei machen können. Mit Hilfe des AT kann er es. Daß daneben die ganze Lebensweise überprüft werden muß, wird jedem einleuchten. Aber nicht allein eine Korrektur psychischer Fehlhaltungen ist notwendig; aus Großuntersuchungen in vielen Staaten der Welt, vor allem in den USA, wissen wir, daß offenbar die Einschränkung tierischer Fette und ihr Ersatz durch Margarine und Pflanzenöle eine leicht durchzuführende und nützliche Maßnahme zur Bekämpfung eines Infarktrückfalles sein kann.

Ebenso wichtig sind eine knappe Ernährung und eine wohldosierte Bewegung. Neben vielen anderen Betroffenen haben die Präsidenten Eisenhower und Johnson bewiesen, daß man auch nach einem Infarkt noch jahrzehntelang verantwortungsvolle Arbeit leisten und ein tätiges Leben führen kann.

Bei LVA-Kurpatienten in Bad Tölz konnte die Ärztin Lieselotte von Ferber aufdecken, daß die Hälfte dieser Patienten in der Arbeit den wichtigsten Krankheitsfaktor sahen. Wenn solche Patienten wieder an ihren alten Arbeitsplatz zurückkehren und die gleichen Bedingungen vorfinden wie zuvor, dürfte schwerlich mit einer Dauerbesserung zu rechnen sein; es sei denn, sie hätten sich gewandelt – durch das AT. Die schon mehrfach zitierten Ruhevorsätze sind den Infarktkranken besonders zu empfehlen:

»Überall und jederzeit
Ruhe und Gelassenheit«
»Ich bin vollkommen ruhig, gelassen und gelöst«
»Ich akzeptiere mich und die anderen (Arbeitskollegen)«

## Das »nervöse« Herz

Hierzulande gilt es vielfach als Schmach und Schande und Unehre, »nervös« oder vegetativ labil zu sein oder ein »nervöses« oder »sensibles« Herz zu haben. Die Mediziner sprechen von einer funktionellen Herzstörung. Herzklappen und Herzmuskel sind in Ordnung, das Elektrokardiogramm zeigt nichts Auffälliges – die Beschwerden aber sind da. Kein vernünftiger Arzt wird sie bezweifeln. Für ihn ist es nur sehr schwierig, dem Patienten klarzumachen, daß es weniger das Herz ist, das krankt, als vielmehr der ganze Mensch, seine Einstellung, sein Leben. Der Patient gehört zu denen, die sich alles zu Herzen nehmen.

Bei vielen Menschen machen sich vorübergehend »nervöse« Herzsensationen bemerkbar, wenn sie unter Druck arbeiten oder unter einem schweren seelischen Druck stehen. Solche Symptome können schnell wieder verschwinden, vor allem wenn nichts mehr da ist, was die Betreffenden be-ein-druckt. Aber bei einem nervösen Herzen sind die Beschwerden hartnäckiger. Manchmal kann man sie durch regelmäßig betriebenen Sport verlieren, auch eine Abmagerungskur kann gelegentlich helfen, aber im allgemeinen muß psychotherapeutisch vorgegangen werden. Einige haben sich gut behelfen können, indem sie Abstand zu sich selber gewannen: Sie haben zu sich selber gesprochen – humorvoll, wie zu einem kleinen Kind. Das sollte man ruhig häufiger tun und zwar als ergänzende Therapie bei nervösen Organbeschwerden. Denn wie will man sich oder andere verändern, wenn nicht durch humorvolle Gelassenheit?

Als ursächliche Faktoren kommen häufig Schwierigkeiten in Ehe und Beruf, ungelöste Lebensprobleme, Aufregungen und vor allem eine ängstliche Einstellung in Frage. Patienten dieser Art können sich oft überraschend gut mit dem AT selbst behelfen. Ein 51jähriger Journalist schrieb mir zwei Monate nach Beendigung seines Kurses: »Meine Herzarrhythmie hatte sich schon während der letzten zwei Kurswochen gebessert. Jetzt sind die eingestreuten Extrasystolen völlig verschwunden; immerhin bestanden die ärztlicherseits festgestellten Extrasystolen rund zwei Jahre.«

Auch Herzrhythmusstörungen mit Extrasystolen sind oft ein Zeichen einer vegetativen Schwäche. Durch Bewegung und AT kann dieses Symptom im allgemeinen schnell zum Verschwinden gebracht werden. Bei einer ängstlichen Grundeinstellung kommen Vorsätze wie diese in Frage:

»Ich bin gelassen und heiter
und mache immer so weiter«
»Ich bin ganz ruhig und geborgen«
»Ich bin mutig und frei«
»Ich bleibe vollkommen ruhig und gelassen«

Bei allen funktionellen Störungen kann manchmal sehr schön die Indifferenzformel helfen:

»Herz ganz gleichgültig«

## Asthma – »Schrei nach der Mutter«

Hinter der verwirrenden Vielfalt von Faktoren, die einen Asthmaanfall auslösen können (Kälte, Schadstoffe in der Luft, körperliche Anstrengungen, Infekte, emotionale Energien etc.), steckt in der Regel eine psychodynamische Konstellation aus der Kindheit. Auch allergische Faktoren können ursächlich eine Rolle spielen, aber unter Umständen durch Entspannungsmethoden an Wirkungskraft verlieren. Ziel nun der Bemühungen mit dem AT ist es, die psychische Verfassung soweit zu stabilisieren, daß emotionale oder andere Faktoren nicht mehr in der Lage sind, einen Anfall auszulösen. Zahlreiche Kursteilnehmer haben auf diese Art und Weise sich und damit ihr Asthma überwunden. Freilich gibt es genügend Asthma-Kranke, die sich nicht ändern können, was letzten Endes wohl heißt, daß unter anderem ihre Motivation nicht tief genug reicht oder ihre Blockierungen fortbestehen. Die dem Asthma zugrundeliegenden psychischen Faktoren sind vor allem durch die Untersuchungen von F. Alexander, Chikago, analysiert worden.

Das Hauptproblem besteht hiernach »in einem um eine exzessive, nicht gelöste Mutterbindung kreisenden Konflikt«. Ein charakteristisches Asthma-Persönlichkeitsprofil gibt es den Untersuchungsergebnissen zufolge nicht. Als konstante Triebkraft läßt sich aber oft eine verdrängte zu starke Mutterbindung nachweisen, der Wunsch, von der Mutter oder der Mutterimago beschützt zu werden. Natürlich ist dem Patienten nicht bewußt, daß alles , was ihn »von der Mutter oder von dem Ersatzbild der Mutter zu trennen droht«, einen Asthmaanfall auslösen kann. Andere Autoren bezeichnen den Anfall als einen unterdrückten Schrei nach der Mutter und machen auf die bei Kindern zu beobachtende Tatsache aufmerksam, daß unterdrücktes Weinen zu Atmungsschwierigkeiten führen kann. Nicht ganz selten jedoch kommt man mit den gängigen psychosomatischen Erklärungsversuchen nicht weiter.

Wie wohl bei allen psychosomatischen Erkrankungen müssen auch beim Asthma die Bedingungen »in einer bestimmten Struktur zusammenwirken«, ehe sie schließlich als Erkrankung zum Ausbruch gelangen. Asthmaanfälle müssen ernst genommen werden, weil sie – wenn auch selten – schon unmittelbar zum Tode geführt haben.

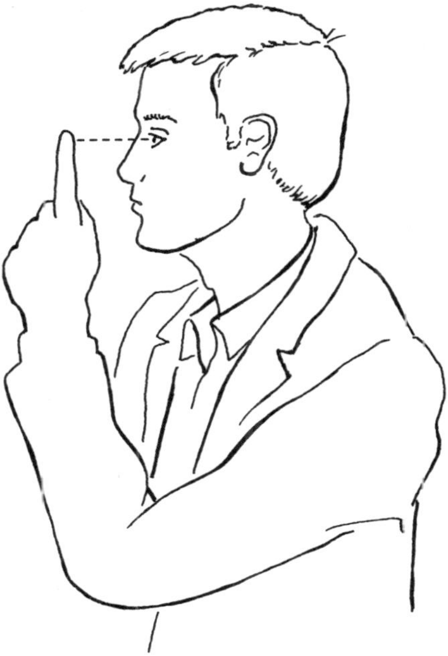

Man rechnet mit rund 500 000 Asthmatikern in der Bundesrepublik. Damit zählt Asthma zu den häufigsten psychosomatischen Erkrankungen. D. Langen zufolge versteht man darunter eine körperliche Erkrankung mit nachweisbaren Veränderungen, bei der seelische Faktoren eine entscheidende Rolle spielen. Langen wünscht sich ein zweigleisiges psychotherapeutisches Vorgehen, ein analytisches, sozusagen aufdeckendes, und ein stützendes wie das AT. Bei Langens abgewandelter Methode wird, nachdem Schwere und Wärme erreicht wurden, die Atemübung durchgeführt; danach versucht man durch eine forcierte Konvergenzstellung der Augen schneller in einen hypnoiden Zustand zu geraten. Zu einer Konvergenzstellung der Augen kommt es, wenn man auf einen etwa 5 bis 10 Zentimeter entfernten gedachten Finger in Höhe der Augen blickt. Auch im AT kann diese Hilfestellung mit Erfolg angewandt werden, besonders in der Oberstufe. Bei der Methode von Langen und E. Kretschmer wird auf die weiteren Übungen des AT verzichtet; ihre Methode wird als »gestufte Aktivhypnose« bezeichnet.

Mit Hilfe des AT kann beim Asthma der Kinder das Ich gestärkt, ein Nachreifungsprozeß sowie eine schrittweise natürliche Ablösung von der Mutter unterstützt werden. Wie der Psychotherapeut und Kinderarzt Gerd Biermann verlangt, sollen Mutter und Kind nicht gemeinsam trainieren, die Distanz von der Mutter spiele eine Rolle, und vor allem müsse an das Selbstverantwortungsgefühl des Kindes appelliert werden.

Wesentlich für den Asthmakranken ist, daß er lernt, gegenüber der Atmung indifferent zu werden, indem er das als Einschiebsel gedachte »Es atmet mich« oder besser »Es atmet in mir« als Übungsformel oder auch als Vorsatz antizipierend verwendet.

Bei leichteren Fällen haben wir damit gute Erfolge erzielt. So berichtete eine 23jährige Hausfrau, daß sie sich nach dem Üben völlig frei fühle und daß die Asthmabeschwerden stark zurückgegangen seien. Ein 17jähriger Schüler: »Ich sehe jetzt alles viel freier als früher, die Asthmaanfälle sind komischerweise ausgeblieben. Die Nervosität ist verschwunden.«

Die in den Volkshochschulkursen erzielten Erfolge kommen in der Regel nur durch die Grundübungen zustande. In Krankenhäusern wird meist etwas anders vorgegangen, abgesehen davon, daß selbstverständlich auch noch andere Maßnahmen wie Atemübungen, Massage, Gymnastik u. a. angewendet werden. Ältere Herzkranke sollten wissen, daß tiefe und regelmäßige Atmung die Herzarbeit erleichtert. Man spricht von der Atmung als dem Vorarbeiter des Herzens.

Große Erleichterungen und oft auch Heilungen werden beim seelisch bedingten Husten erreicht, ebenso beim Hüsteln, beim chronischen Reizhusten sowie bei verschiedenen Formen seelisch bedingter Atmungsveränderungen.

## Alle Jahre wieder: Heuschnupfen

Der Heuschnupfen ist eine ausgesprochen allergische Erkrankung. Auch hier spielen psychische Faktoren und eine gewisse Disposition ursächlich mit hinein. Gelegentlich werden die Symptome an Augen und Nase so stark, daß ein echtes »Heufieber« entsteht. Da keine echten Abhilfen zur Verfügung stehen, kommen gerade solche Allergiker mit großen Erwartungen in unsere Kurse. Vielfach werden sie auch nicht enttäuscht. Ein Beispiel, das für viele gilt:

Ein 34jähriger höherer Beamter hat keine Schwierigkeiten, die Übungen binnen einer, spätestens aber zwei Wochen nach der Erstunterweisung zu realisieren. Er übt dreimal täglich regelmäßig zur gleichen Stunde. Begleiterscheinungen sind nicht aufgetreten, das Ergebnis bezeichnet er mit »sehr zufriedenstellend«. Wörtlich schreibt er: »Seit ich autogen trainiere, macht mir der Heuschnupfen viel weniger zu schaffen; ich benötige auch weniger Medikamente und habe seitdem noch keinen Tag wegen meines Leidens gefehlt.«

Andere Kursteilnehmer haben ihren Heuschnupfen vollständig verloren. Ähnlich gute Erfolge scheint das AT bei einem »nervösen Schnupfen« zu zeitigen, der oft seine Wurzel darin hat, daß jemand wegen des Verhaltens eines anderen verschnupft ist. Wir hatten in einem Kurs ein junges Ehepaar, das schnell das AT beherrschte. Die Ehefrau wurde einen jahrelang bestehenden psychogenen Schnupfen los – vielleicht nicht nur, weil sie eine Waffe gegen ihn gefunden hatte, sondern auch, weil der Ehemann sich und sein Verhalten ihr gegenüber unter dem Einfluß des AT positiv veränderte.

## Unempfindlicher gegen Erkältungen

Zahlreiche Autoren haben die Erfahrung gemacht, daß Erkältungskrankheiten dank der durch das AT erreichten Stabilisierung der Gesundheit weniger häufig auftreten und nicht so schwer verlaufen. Vielleicht wird der Übende auch temperaturunempfindlicher und paßt sich der Außentemperatur schneller und besser an. Auch Kursteilnehmer berichten gelegentlich, sie hätten ihre Infekte schneller überwunden als sonst und erkälteten sich kaum oder gar nicht mehr. Thomas sagt von sich, er habe seit 25 Jahren keine »Erkältungskrankheiten oder banalen Infektionen« mehr gehabt.

Häufig hört man von Trainingserfahrenen, die im Winter auf Mäntel und Handschuhe verzichten. Wer aber auf öffentliche Verkehrsmittel angewiesen ist, sollte ihnen nicht unbedingt nacheifern: Wind und Zugluft sind gefährlicher als kalte Außentemperaturen.

Die Formulierung der Vorsätze zur Infektabwehr hängt von der jeweiligen Situation ab:

»Haut bleibt angenehm warm« (kühl)
»Hitze ganz gleichgültig« (Kälte)
»Zugluft ganz gleichgültig, Nierengegend strömend warm«
»Füße angenehm warm« oder »Rechte Schulter angenehm warm«
»Ich bin mutig und frei«
»Ich bleibe stabil und unempfänglich« (gegen Erkältungen)

Wenn man auf einer kalten Unterfläche sitzt und Blasen- oder Ischiasbeschwerden befürchtet, kann man sich sagen:

»Sitzfläche strömend (angenehm) warm«

Wer in extrem kalte oder heiße Länder fährt, kann sich auf diese Weise vor Schäden schützen. Als ich 1952 im Hochsommer monatelang am Rande der Sahara in einer Behelfsbaracke arbeiten mußte, gehörte ich zu den ganz wenigen, die die enormen Temperaturdifferenzen ohne Infekte und Beschwerden überstanden. Mein damaliges Rezept: morgendliche Bewegung und der Vorsatz:

»Temperaturen gleichgültig,
nur Wohlbefinden ist wichtig«

## Besserung von Augen- und Ohrenstörungen

Die Gewohnheit, ständig mit den Augenlidern zu zucken, die Stirn zu runzeln oder ohne besonderen Anlaß zu blinzeln, wird als Tic (krampfartiges Muskelzucken) bezeichnet. Wenn sich diese Störung noch nicht fixiert hat, kann das AT sie manchmal völlig beseitigen. Als Vorsätze haben sich bewährt:

»Ich bin vollkommen ruhig und gelassen,
Augenlider ganz ruhig und frei«
»Mein Blick ist ruhig, frei und klar«

Bei zwei älteren Teilnehmern, deren Sehvermögen in letzter Zeit nachgelassen hatte, besserte sich die Sehkraft etwas durch folgenden Vorsatz:

»Der Augenhintergrund ist gut durchblutet,
ich sehe ganz frei und klar und deutlich«

Mehrere andere ältere Hörer, die nicht mehr gut sehen konnten, vermeinten mit diesem Vorsatz kleine Erfolge erzielt zu haben:

»Augenhintergrund ist warm.
Augen nehmen alles wahr,
ganz deutlich und scharf und klar«

Auch bei anderen Augenstörungen kann das AT manchmal überraschend helfen, vor allem beim Grünen Star. In Zusammenarbeit mit dem Augenarzt wird man individuelle Formulierungen finden.

Ohrensausen und stark quälende Ohrengeräusche wurden verschiedentlich mit Hilfe der folgenden Vorsätze gebessert:

»Ich bleibe vollkommen ruhig,
Ohrengeräusche gleichgültig« (oder:
Ohrensausen ganz gleichgültig)

## Auch die Haut ein Spiegel der Seele

Emotionen spiegeln sich in der Haut wider. Bei einem Wutanfall wird sie rot, bei Angst und haarsträubenden Geschichten richten sich die Haare in der Haut auf, bei Schreck erblaßt sie, bei Ungeduld und Aufregung beginnt sie zu jucken, Akne wird mit Schuldgefühlen in Verbindung gebracht – kurz, auch die Haut wirkt bei vielen Menschen wie ein seelisches Barometer. Daher sind für das Auftreten von Ekzemen, Nesselfieber, Hautjucken, plötzlichem Haarverlust und -ausfall, Stigmata (Therese von Konnersreuth) und anderen Hautsymptomen oftmals auch psychische Bedingungen entscheidend. Bei anderen Hauterkrankungen, wie etwa der häufigen Schuppenflechte, kann es durch psychische Faktoren gelegentlich zu Verschlechterungen kommen. Kein Wunder also, daß das AT in solchen Fällen überraschende Hilfe zu bringen vermag. Selbst langjährige Hauterscheinungen, die den Patienten furchtbar peinigen, werden gelegentlich noch günstig beeinflußt.

Bei juckenden Hauterscheinungen:

»Ich bin ganz ruhig und gelassen; Jucken gleichgültig«
»Haut an beiden Armen ist frei und kühl und ruhig«
»Ich bin vollkommen ruhig und gelassen;
Haut angenehm kühl und ruhig«

Bei der häufigen Errötungsfurcht:

»Erröten ganz gleichgültig; Gesichtsfarbe bleibt gleich«
»Ich bin ganz ruhig und gelassen, Wangen bleiben kühl«
»Erröten ganz gleichgültig«

Bei starkem nervösen Schwitzen:

»Ich bin vollkommen ruhig und gelassen;
Schwitzen ganz gleichgültig (Hände sind trocken und kühl)«

Einmal hatte ich das Glück, zu Beginn eines Kurses am Unterarm eine Warze zu haben, die ich dann mit dem Vorsatz »Warze verschwindet vollständig« sozusagen »besprochen« habe. Schon in der vorletzten Kursstunde war sie auch verschwunden.

Ein 13jähriger Schüler, gab seiner Warze den unmißverständlichen Befehl: »Verschwinde, du Aas«, und das »Aas« verschwand tatsächlich. Weniger drastisch und derb ist die Formel:
»Warzengegend kühl und blaß,
Warze verschwindet ganz«

Da es verschiedene Arten von Warzen gibt, kann es passieren, daß man »an eine falsche gerät«, die durch Suggestionen nicht zu beeinflussen ist. Im Alter auftretende Hauterhebungen, selbst wenn sie pigmentiert sind, können unter Umständen durch die Autosuggestionen verschwinden.

## Erleichterungen bei Schwangerschaft und Frauenkrankheiten

Schwangerschaftserbrechen wird meist durch psychische Faktoren ausgelöst wie innere, unbewußte Widerstände gegen die Schwangerschaft oder Auflehnung gegen egozentrisches und taktloses Verhalten des Ehemannes. Obwohl mit der Hypnose oft schneller geholfen werden kann, ist das AT auch hier – wie immer als unterstützende Therapie – von größtem Wert, zumal es vom Blickpunkt der Langzeitwirkung gesehen werden muß.

Ähnlich verhält es sich mit den funktionellen Störungen in der zweiten Hälfte der Schwangerschaft. Sie lassen sich durch das AT gezielt beeinflussen. Dem Bonner Frauenarzt H.-J. Prill zufolge, der auf diesem Gebiet langjährige Erfahrungen gesammelt hat, sind Kreislaufbeschwerden bei Schwangeren auf diese Weise besonders gut zu beheben, desgleichen Einschlafstörungen. Die Wärmeübung führt laut Prill allerdings bei etwa jeder fünften Frau zu einem stärkeren Blutzufluß in den Kopf; in derartigen Fällen empfiehlt er die Vorstellung, das Blut flösse in die Beine. Als Mittel zur Geburtserleichterung hat sich das AT, wie viele Frauenärzte berichten, bestens bewährt. Die werdenden Mütter bleiben ruhiger und erleiden weniger Schmerzen als andere Gebärende; ebenso ist die Geburtszeit deutlich verkürzt.

»Beckenboden (ist) locker und schwer;
ich erwarte mein Kind
ruhig, frei und geschwind«

In der Frauenheilkunde erzielte Prill mit dem AT bei chronisch-funktionellen Unterleibsbeschwerden gute Erfolge, die auch bei der Dysmenorrhö, der besonders schmerzhaften Regel, möglich sind, wie unsere jungen Teilnehmerinnen bestätigen:

»Ich bin vollkommen ruhig und gelassen,
Regel kommt ganz leicht und schmerzfrei«

Stark juckende Ekzeme in der Genitalgegend können, sofern sie nicht durch Diabetes oder Erreger ausgelöst sind, durch die Vorsatzbildung

»Haut angenehm kühl und ruhig«

eine Besserung erfahren oder sogar völlig verschwinden. Ebenso kann man bei Neigung zu Scheidenverkrampfung sowie bei besonders trockenen Schleimhäuten während der Kohabitation Vorsätze wie

»Ich gebe mich hin« oder »Ich lasse mich los«

nutzbringend anwenden.

Gegen die vielfältigen Beschwerden des Klimakteriums läßt sich das AT mit guter Aussicht auf Erfolg einsetzen; nicht minder gut können manchmal auch sinnvolle Aufgaben sein, die von diesen Beschwerden ablenken.

»Ich bin ganz ruhig und gelassen
und bleibe frei und ausgeglichen«
»Ich bin vollkommen ruhig und gelassen,
Beschwerden ganz gleichgültig«

## Beruhigung für den Basedow-Kranken

Plötzliche und schwere psychische Konflikte können – nur bei einer bestimmten ererbten Disposition – einen sogenannten Schock-Basedow, eine plötzliche Überfunktion der Schilddrüse, auslösen. Dabei kommt es – wie auch beim gewöhnlichen Basedow – zu den verschiedensten vegetativen Regulationsstörungen sowie zu psychischen Veränderungen. Aufgrund dieser psychischen Symptome fällt es vielen Basedow-Kranken besonders schwer, erfolgreich autogen zu üben. Denn manchmal sind sie nicht imstande, sich zu konzentrieren; zahllose Gedanken blitzen auf, die sie bei jeder passenden, aber häufiger noch bei jeder unpassenden Gelegenheit bestürmen.

Das psychische Bild des Basedow-Kranken ist längst nicht so

einheitlich, wie einzelne Untersuchungen es aussehen lassen. Es scheint aber, als ob diese Patienten ein ausgeprägtes Verantwortungsbewußtsein hätten und sich in starkem Maße zu beherrschen versuchten. Unsicherheit hinsichtlich der Zukunft scheint sie mehr als andere »nervös« zu machen.

»Ich bin vollkommen ruhig und gelassen,
Schilddrüsengegend angenehm kühl« oder
»Ich bin vollkommen ruhig und gelassen,
Schilddrüse arbeitet ruhig und träge«

Trotz der Konzentrationsschwierigkeiten der Basedow-Kranken ist das AT unerläßlich in der Behandlung von Schilddrüsenfunktionsstörungen.

Polzien ließ mehrere Patientinnen, die an Schilddrüsenüberfunktion litten, in seiner Klinik täglich mehrere Stunden »in der Schwereübung des AT verbleiben« – mit gutem Erfolg.

In den Kursen wird man regelmäßig gefragt, ob auch eine andere Hormonstörung, die Zuckerkrankheit, zu beeinflussen sei. Auf keinen Fall kann es schaden, wenn Diabetiker sich den Vorsatz geben:

»Bauchspeicheldrüse strömend warm«

## Geringere Wetterfühligkeit

Jeder dritte klagt über das Wetter. Das ist wohl überall so. Aber insbesondere das Bonner Wetter scheint tatsächlich für viele »schlecht« zu sein. So bin ich in den Kursen häufiger gefragt worden, ob man mit Hilfe des AT nicht weniger wetterempfindlich werden könne.

Die Mehrzahl der Ärzte hält Wetterempfindlichkeit für ein Warnsignal. Es wird nicht geleugnet, daß Luftdruck, Temperatur und vor allem Luftfeuchtigkeit jeden Organismus beeinflussen. Jedoch fällt auf, daß labile Menschen mit Bewegungsmangel am meisten davon betroffen werden. Wenn schlechtes Wetter naht, häufen sich Schlafstörungen, Arbeitsunmut, Reizbarkeit, Depressionen, Unfälle, Schmerzen, Kreislaufbeschwerden usw. Bei schönem Wetter dagegen schläft man besser, arbeitet lieber und besser und verursacht weniger Unfälle.

Wer sich abhärtet, kann damit rechnen, weniger empfindlich auf das Wetter zu reagieren. Die Forderung, die für jeden Menschen gilt, sollte in erster Linie von den wetterempfindlichen erfüllt werden: Sich jeden Tag einmal körperlich ausgiebig zu betätigen, bis man leicht erschöpft ist und ins Schwitzen gerät. Daneben kann es angebracht sein, die wichtigsten Symptome der Wetterempfindlichkeit durch Vorsätze zu beeinflussen: Schlafstörungen, Kopfschmerzen, Unruhe und Konzentrationsmangel.

Zum Trost sei Wetterfühligen gesagt: Auch Säuglinge und Leistungssportler können wetterfühlig sein.

## Gute Erfolge bei Migräne

Wie jede andere Diagnose auch, wird die Migränediagnose vom Arzt gestellt; denn nur zu oft bezeichnet der Patient einfache Kopfschmerzen als »Migräne«. Die Migräneschmerzen sind oft von solcher Heftigkeit, daß der Kranke am liebsten mit dem Kopf gegen die Wand rennen möchte. Sie sind begleitet von Übelkeit, Erbrechen, Schwindel, Lichtempfindlichkeit, Sehstörungen, Harndrang, und nach dem Anfall macht sich ein besonderes Wohlbefinden bemerkbar. Manche Migränekranke erleiden in ihrem Leben nur einige wenige Anfälle, unter Umständen nur einen einzigen.

Bisweilen spielen allergische Komponenten eine Rolle, so können auch Medikamente selber einen Anfall auslösen oder verstärken. Käse, Alkohol und Schokolade werden als Allergene häufig genannt; gelegentlich kommt ein Anfall auch dadurch zustande, daß der Kranke »etwas oder jemanden nicht riechen« kann. Brechungsfehler des Auges und dann auch vor allem emotionale Faktoren sind weitere Ursachen.

Daß durch die Grundübungen – insbesondere die Schwereübung – des AT die Anfallsbereitschaft und -schwere stark zurückgedrängt wird, berichten unsere Teilnehmer mit großer Regelmäßigkeit. Wenn ein Zuhörer bereits in der dritten Stunde mitteilt, seine seit Jugend bestehenden Migräneanfälle seien zum ersten Mal ausgeblieben, so ist das kein Einzelfall. Viele der an Migräne Leidenden spüren allerdings zur Zeit der sonst üblichen Anfälle noch einen Hintergrundschmerz, der aber nicht unangenehm ist und sie keinesfalls bei der Arbeit stört. An Vorsätzen kommen wiederum in Frage Sätze wie:

»Stirn bleibt angenehm kühl« oder »Rechte Stirn . . .«

## Achtung bei Schmerzen

Wir wissen bereits: Entspannung führt zu Schmerzlinderung. Wer zusätzlich die Vorsatzbildung des AT einsetzen will, muß die Herkunft seiner Schmerzen kennen. Bei unklaren Schmerzen dagegen muß man sich vorher mit seinem Arzt beraten: Viele ernste Krankheiten beginnen mit unauffälligen Schmerzen; es wäre gefährlich, sie mit dem AT zu überspielen oder zu überdecken.

Die Erfahrung lehrt, daß es sich empfiehlt, bei allen äußeren Schmerzen, wozu Schmerzen der Haut, Außenschleimhäute und Zähne gehören, den betreffenden Bereich kühl zu stellen:

»Oberkiefer angenehm kühl und schmerzfrei«

Bei inneren Schmerzen wird die Warmstellung bevorzugt:

»Rechte Nierengegend angenehm warm und ganz schmerzfrei«
»Leber- und Gallengegend strömend warm und schmerzfrei«

Bei Kopfschmerzen erfolgt meistens die Kühlstellung:

»(Linke) Stirn angenehm kühl und schmerzfrei«

Manchmal ist es angebracht, die Kopfschmerzen mit der Wärmeeinstellung zu lindern. Das aber geschieht dann immer vom Nacken aus:

»Nacken angenehm warm, Kopf schmerzfrei«

Wenn Trigeminusschmerzen vorliegen:

»Ich bin vollkommen ruhig und gelassen,
rechtes Gesicht ganz angenehm kühl und schmerzfrei«

Zuweilen muß man den Vorsatz abändern in »angenehm warm . . .«.
Bei Phantomschmerzen an amputierten Gliedern haben sich bewährt:

»Ich bin vollkommen ruhig und gelassen,
Stumpf angenehm kühl und schmerzfrei«

oder wie ein Jurist es formulierte:

»Rechter Stumpf ist abgestumpft,
ist kühl, schmerzlos und empfindungslos«

Viele Amputierte finden sich nicht mit der Verstümmelung ab. In solchen Fällen empfiehlt Langen »eine spezielle Indifferenzkonzentration, z. B. in Form von ›linker (oder rechter) Arm entfernt‹ oder ›linkes (oder rechtes) Bein fehlt‹«. Manchmal kommt es dann nach einigem Üben zu einer Annahme der Situation. Der zweite Schritt besteht nach Langen darin, in der Selbstversenkung »das entspannte amputierte Glied intensiv zu erleben« und die Prothese anzufassen und zu fühlen. Er empfiehlt dann z. B. den Vorsatz »rechter Arm erlebbar«.

## Linderung von Magendarmstörungen

»Das Kind erfährt die erste Linderung körperlichen Unbehagens beim Stillen«, schreibt Alexander und fährt fort: »So kommt es, daß die Befriedigung des Hungers zutiefst mit dem Gefühl von Wohlbefinden und Sicherheit assoziiert wird. Die Angst vor dem Verhungern bleibt das Kernstück aller Unsicherheitsgefühle (Angst vor dem Morgen), unbeschadet dessen, daß tatsächliches Verhungern in unserer Zivilisation kaum vorkommt.«

Das unmäßige Essen kann zu einer Ersatzbefriedigung für unterdrückte Emotionen ausarten. Bei dem krankhaft gesteigerten Appetit spielt ein intensives Verlangen nach Geliebtwerden eine Rolle; aber auch aggressive Tendenzen, zu besitzen oder zu verschlingen, bilden die unbewußte Grundlage des Heißhungers. Daher können Vorsätze folgender Art empfohlen werden:

»Ich bin ganz ruhig, gelassen und frei;
Essen ganz gleichgültig« oder
»Überall und jederzeit
Ruhe und Gelassenheit;
vom Essen such' ich Freiheit«
»Ich bin zufrieden und ganz gelassen«

Beim nervösen Erbrechen kann das AT unterstützend mitverwendet werden. In dem neurotischen Erbrechen äußert sich die Tendenz, »das wieder zurückzugeben, was der Kranke in seinen unbewußten Phantasien sich einverleibt«, meint Alexander. Die bereits einverleibte Nahrung wird wegen der aggressiven symbolischen Bedeutung des Eßaktes wieder zurückgegeben.

»Ich bin ganz ruhig, zufrieden und frei;
Magen nimmt Speisen an und behält sie«

Bei Störungen des Schluckaktes kann der Betreffende die Bissen nicht herunterbekommen, weil er eine Situation nicht anerkennen kann: »Das schlucke ich nicht herunter«, heißt es im Volksmund. Dieser unbewußt symbolischen Haltung liegen häufig Selbstbestrafungstendenzen zugrunde.

»Ich bin ganz ruhig, gelassen und frei; Rachen,
Magen und Speiseröhre nehmen Nahrung an«

Im Gegensatz zu zahlreichen anderen Forschern ist für Alexander die Situation des Magengeschwür-Kranken klar: ». . . sein Magen ist in einem Zustand ständiger Reizung, nicht als Ergebnis des Essens, sondern als Ergebnis verdrängter psychologischer Antriebe. geliebt und beschenkt zu werden oder mit Gewalt zu nehmen, was nicht freiwillig gegeben wird. Weil diese Tendenzen verdrängt und von der normalen Abfuhr durch das Willkürverhalten abgesperrt sind, unterhalten sie eine ständige Spannung. Der mit dem Wunsch, gefüttert zu werden, eng assoziierte Wunsch, geliebt zu werden, regt die Magentätigkeit an . . .« Untersuchungen an seinem Institut bei einem Patienten mit einer Magendauerfistel haben bestätigt: Auf Unsicherheit und feindselige, aggressive Gefühle reagierte der Magen mit vermehrter Blutzufuhr, Bewegung sowie Absonderung von Magensaft. Dieser chronische Erregungszustand des Magens spielt bei disponierten Personen für die Entstehung des Magengeschwürs eine besonders wichtige Rolle. Wenn also die Sehnsüchte des anlehnungsbedürftigen, hilfesuchenden, liebefordernden und zu Magengeschwür neigenden Patienten nicht in Erfüllung gehen, kann der daraus entstehende chronische Reiz die Magenfunktionen verändern und ein Ulcus, ein Magengeschwür, entstehen lassen.

»Ich bin vollkommen ruhig, zufrieden und geborgen;
Magendarmkanal arbeitet ganz normal und unauffällig«
»Überall, jederzeit: Freiheit,
Sicherheit und Geborgenheit«
»Ich bin vollkommen ruhig, sicher und frei;
Magen arbeitet ruhig und störungsfrei«

Die psychosomatische Basis des Zwölffingerdarmgeschwürs ist im Gegensatz zu der des Magengeschwürs allgemein anerkannt. Aufgrund einer vorhandenen vermehrten Magensaftausscheidung sowie eines bestimmten psychischen Grundkonfliktes – nämlich dem Wunsch nach Abhängigkeit einerseits und dem Wunsch nach Unabhängigkeit andererseits – konnten Forscher bei zehn Rekruten voraussagen, daß sie mit einiger Wahrscheinlichkeit bei ihrer Grundausbildung ein Geschwür entwickeln würden. Sieben der zehn bekamen tatsächlich ein Zwölffingerdarmgeschwür. Daß dieser seelische Konflikt vom Patienten nicht wahrgenommen wird, ist selbstverständlich.

Unterstützend können wiederum Vorsätze wirken wie etwa die folgenden:

»Ich bin tief im Innern glücklich, zufrieden und frei;
Magendarmkanal arbeitet ganz normal und unauffällig«
»Ich bin vollkommen ruhig, gelassen und frei,
Magendarm arbeitet ruhig und störungsfrei«

Es ist immer angebracht, die Vorsätze zusammen mit dem behandelnden Arzt zu wählen. Daß man sie auch im Verlauf der Behandlung abändern kann, wurde schon betont.

Das AT läßt sich bei weiteren, hier nicht erläuterten funktionellen Störungen des Magendarmtraktes mit guter Aussicht auf Erfolg anwenden, zum Beispiel bei Sodbrennen, aufgeblähtem Leib, immer wiederkehrenden Schmerzattacken, bei gewissen Gallenbeschwerden, Afterjucken und anderen. Auch hier wird man in enger Zusammenarbeit mit seinem Arzt vorgehen.

## Berechtigte Hoffnung bei Rheumatismus

Rheumatismus ist ein Sammelbegriff für verschiedene Störungen des sogenannten rheumatischen Formenkreises. Alexander schreibt über die rheumatische Arthritis und die Persönlichkeitsstruktur der Betroffenen: »Der allen Fällen gemeinsame psychodynamische Hintergrund ist durch einen Zustand chronischer Gehemmtheit, Feindseligkeit, Aggressivität gekennzeichnet, ein Sichauflehnen gegen das Beherrschtwerden durch andere Menschen oder gegen den hemmenden Einfluß des eigenen überempfindlichen Gewissens. Die männliche Protestreaktion im sexuellen Bereich ist eine sehr typische Manifestation dieses Widerstandes gegen das Beherrschtwerden.« – »Man darf annehmen«, so meint Alexander an anderer Stelle, »daß muskuläre Verspannungen und gesteigerter Muskeltonus, die durch verdrängte feindselige Antriebe verursacht sind, unter gewissen Bedingungen« einen rheumatischen Anfall auslösen können.

Berichte über Suggestiverfolge bei verschiedenen rheumatischen Erkrankungen liegen seit langem vor. Besonders bei den ominösen Kreuzschmerzen wird man berechtigterweise Hoffnung auf das AT setzen dürfen.

»Ich bin ganz ruhig, friedlich und frei;
Gelenke beweglich und schmerzfrei«
»Ich bin ganz ruhig, gelassen und frei;
Gelenke warm, ganz beweglich und schmerzfrei«
»Ich bin ganz ruhig und frei,
Rücken ganz warm und schmerzfrei«
»Ich bin vollkommen ruhig, gelassen und frei;
rechtes Kniegelenk angenehm warm und schmerzfrei«

Wenn auch an dieser Stelle wieder in aller Kürze auf die mögliche Persönlichkeitsstruktur des Patienten eingegangen wurde, so nur, um dem Leser das Auffinden von passenden formelhaften Vorsätzen für sich selbst zu erleichtern. Nochmals sei daran erinnert, daß die Vorsätze nur ein Ziel haben: zu helfen. Dem sprachlich Geschulten mag manchmal beim Lesen einiger ungeschliffener Vorsätze »der Atem wegbleiben«, aber alle von ihnen haben sich bereits in der Praxis bewährt.

## Das AT – ein Universalmittel?

Angesichts der vielen hier geschilderten Verwendungsmöglichkeiten des AT – die aber noch nicht einmal vollständig sind – könnte der Eindruck entstehen, das AT sei eine Art Panazee, ein Universalmittel für alle Leiden und Gebrechen. Daher sei nochmals betont: Das AT maßt sich nicht an, bei schwereren psychischen Störungen und Psychosen, bei den vielen entzündlichen Krankheiten helfen zu können; es spricht im allgemeinen auch nicht von Heilungserfolgen, sondern vom Wegbleiben oder Nicht-mehr-Auftreten von Symptomen. Es ist eine Lebenshilfe, deren Grenzen freilich nicht weit genug gesteckt werden können. Seine »außerordentliche weite Anwendungsmöglichkeit« (Schultz) wird meist auch gar nicht voll genutzt.

Nach Schultz darf man bei allen Zuständen funktioneller und reversibler Art vom AT-Verfahren Nutzen erwarten. Überall, wo vegetative Symptome stören oder wo sie verschwinden sollen, wo Gewohnheitsfehler korrigiert oder Affekte gedämpft werden sollen, erweist sich das AT als nützlich. Wer sich ein »dickes Fell« zulegen will, kann dies mit seiner Hilfe ohne weiteres tun.

Da man das AT neben vielen anderen therapeutischen Möglichkeiten einsetzen kann und sollte, ist seine Verwendbarkeit tatsächlich unerschöpflich. In einer Reihe von Tuberkulose-Sanatorien ist es beispielsweise mit gutem Erfolg praktiziert worden. Selbst in der Chirurgie ist es verschiedentlich nutzbringend eingesetzt worden, und zwar nicht nur bei Situationsängsten, wie etwa bei Operations- oder Narkosefurcht, sondern auch in ganz banalen Fällen: Bei Knochenbrüchen kann man die Heilung aktiv unterstützen, indem man sich den Vorsatz

»Bruchstellen strömend (ganz) warm«

einbaut, der mehr Blut und damit auch mehr Sauerstoff und Regenerationsstoffe in den häufig gestauten und angeschwollenen Bereich bringt.

## Anwendung bei psychischen Störungen

Unter »psychischen Störungen« versteht man heute den recht weit gefaßten Begriff der »Neurose«. Auf internationaler Ebene hat sich die Weltgesundheitsbehörde für eine neue Einteilung der psychischen Störungen eingesetzt, in der Bundesrepublik vor allem Langen. Bei der »Typologisierung«, wie Langen sie propagiert, weist er darauf hin, daß »bei allen seelischen Störungen quantitative Abweichungen von der Norm diagnostiziert werden und keine qualitativen Unterschiede. Es geht also bei den seelischen Störungen nicht um ein Ja oder Nein, sondern um ein Mehr oder Weniger«.

Wer psychische Störungen bei sich selber bekämpfen will, muß mehr tun, als nur autogen trainieren. Er muß sein Leben neu ausrichten, sein bisheriges Leben ändern, sich selbst wandeln und sich mit der notwendigen Distanz immer wieder fragen, ob er nicht außer der Erlernung des AT noch mehr für seine Gesundung tun kann. Das AT allein bringt zwar in solchen Fällen Erfolge; da aber hier ein Mensch in seinem ganzen Denken und Handeln geändert werden muß, wird im allgemeinen mehr als zweimal täglich für fünf Minuten praktiziertes AT erforderlich sein.

Um das zu erklären, sei erst einmal beschrieben, wie die psychischen Störungen »typologisiert« werden:

I. Abnorme seelische Reaktionen
(Fremdneurosen – psychogene Reaktionen)
   1. Kurzschlußreaktionen
   2. Explosivreaktionen
   3. seelisch bedingte Fehlgewöhnungen

II. Abnorme seelische Entwicklungen
   1. Einfache abnorme seelische Entwicklungen (Randneurosen)
   2. Neurotische Entwicklungen im engeren Sinne (Schichtneurosen = abnorme seelische Entwicklungen mit Komplexverselbständigung)

III. Persönlichkeitsstörungen
   1. Psychopathische Dauerzustände und
   2. abnorme Persönlichkeitsentwicklungen

IV. Drogenabhängigkeit

V. Störungen des Sexualtriebes

VI. Vegetative Regulationsstörungen bzw. psychosomatische Krankheiten im engeren Sinne

Nehmen wir ein Beispiel. Ein Patient neigt zu Explosivreaktionen. Wir alle »explodieren« zwar gelegentlich, aber bei diesem Patienten waren die Explosionen nicht nur dramatischer, sondern auch anhaltender. Der Mann geht wegen Angina-pectoris-Anfällen zum Arzt und wird in einen AT-Kurs geschickt. Am Ende des Lehrgangs beherrscht er immerhin die Übungen, aber seine Beschwerden haben nicht deutlich nachgelassen. Wie seine Frau berichtete, konzentrierte er sich zwar auf das Herz und auf die Ruhigstellung ganz allgemein, aber die häuslichen Gewitter erbebten weiterhin, weil er nicht daran dachte, daß auch die Explosivreaktionen in Zusammenhang mit den Herzstörungen stehen konnten. Seine Bissigkeit, sein aggressives Verhalten mußte mitbehandelt werden. Der folgende Vorsatz hat ihm gesundheitlichen Nutzen gebracht und den Hausfrieden gefördert:

»Überall und jederzeit
Ruhe und Gelassenheit.
Vor den Mitmenschen Respekt –
bringt mir Gesundheits-Effekt«

Wer unter psychischen Störungen leidet, vergißt auffallend häufig den Mitmenschen. Auch einer 69jährigen Witwe, die einen solchen Kurs besuchte, fiel es sehr schwer, »den anderen zu sehen«. Bei ihr konnte man von einer »seelisch bedingten Fehlgewöhnung« sprechen. Sie wählte für sich:

»Mitmenschen sind auch Menschen,
bringe ich ihnen Freude, bringen sie mir Freude«

und verlor damit nicht allein ihre Anpassungsschwierigkeiten in einem Seniorenheim, sondern zusätzlich Kreislaufbeschwerden. Und außerdem hat sie noch etwas gewonnen: Selbstwertgefühl. »Ich bin ein ganz anderer Mensch geworden, endlich komme ich aus mir heraus«, bekannte sie freudestrahlend.

Bei den Persönlichkeitsgestörten handelt es sich um Menschen, die an sich selber leiden oder an denen die Umwelt leidet, wie ein bedeutender Psychiater es schon vor vielen Jahren formulierte. Das AT wird wie üblich angewendet; formelhafte Vorsätze haben gerade *die* Eigenschaft zu mobilisieren, die der Patient nicht ausreichend nutzt.

## Abbau von Aggressionen

Wenn das Verhalten eines Menschen darauf abzielt, jemanden zu verletzen oder etwas zu beschädigen, spricht man von Aggression oder auch von Aggressivität. In der Erregung neigen viele Menschen zu solchen Handlungen und zu einem solchen »Ichverlust«. Anscheinend spielen äußere Faktoren wie Streßsituationen eine Hauptrolle bei ihrer Auslösung.

Die Frage, wie man Aggressivität – von der heute so viel die Rede ist – bewältigt, läßt sich nicht leicht beantworten. Gefährdete Menschen sollten dazu erzogen werden, konstruktiv und nicht destruktiv-aggressiv auf tatsächliche oder vermeintliche Bedrohungen zu reagieren. Anhänger der Freud-Lorenzschen Triebtheorie der Aggressionen haben vorgeschlagen, man solle sie »ausleben«, um den Aggressionsstau zu öffnen oder »Dampf abzulassen«. Das könne durch körperliche Aktivität geschehen. Auch der Zuschauer bei Sportveranstaltungen (Länder-»Kämpfen«) oder Stierkämpfen kann seine latenten Aggressionstendenzen durch solche Spektakel abbauen.

Aggressive Entladungen sind oft gegen den eigenen Körper gerichtet, wie die Fälle von Selbstverstümmelung, Vergiftung aber auch die vielen selbstauferlegten Beschränkungen und Erniedrigungen durch bestimmte Handlungsweisen zeigen. Als allgemeine Vorsätze kommen wiederum die Ruheformeln in Frage:

> »An jedem Ort, zu jeder Zeit,
> Ruhe und Gelassenheit«
> »Ich bleibe immer frei und ruhig«

Außerdem muß man bei der Wahl des Vorsatzes auf die einzelnen Entladungsformeln eingehen. Wenn beispielsweise Rituale und Zwangshandlungen als eine versteckte Form von Aggressivität vorliegen, ist erneut der Indifferenzvorsatz angebracht ». . . ganz gleichgültig«.

> »Ich bleibe vollkommen ruhig, gelassen und heiter,
> Zwang ganz gleichgültig«

Das gleiche gilt auch für frustrationsbedingtes unmäßiges Essen, Rauchen oder Trinken.

## Befreiung von der Drogentyrannei

Bei aller Bedeutung dieses Themas kann es an dieser Stelle natürlich nur gestreift werden. Drogen sind Stoffe, die den Körper und/oder die Psyche beeinflussen, also in erster Linie Rauschmittel, aber auch Medikamente, Nikotin und Alkohol. Im Übermaß genossen, können auch harmlose Drogen giftig wirken. Verschiedentlich wurde schon darauf hingewiesen, daß die Kursteilnehmer aufgrund eines erfolgreich abgeschlossenen Trainings spontan meldeten, sie seien von ihren Tabletten ganz losgekommen oder benötigten bedeutend weniger. Wenn es sich bei diesen Medikamenten, wie das meistens der Fall ist, um Schlafmittel oder Schmerztabletten handelt, kann der Patient sie ohne weiteres absetzen. Bei allen anderen Medikationsformen jedoch sollte man Rücksprache mit seinem Arzt halten.

So hatte ein Anfallskranker, ein Epileptiker, nach wenigen Übungsstunden bereits einen merklichen Rückgang der Anfallhäufigkeit bei sich festgestellt und wollte nun wissen, ob er seine Medikation verringern durfte. Das jedoch kann nur der behandelnde Arzt entscheiden.

Der Rauschmittelkonsum ist letzten Endes immer als Symptom zu verstehen, als Zeichen für eine Störung, an deren Zustandekommen zahlreiche Faktoren mitgewirkt haben. Der wichtigste Faktor ist sicherlich die mangelnde Kommunikation zwischen Eltern und Kindern, das Nebeneinanderleben. In einer Untersuchung gaben 50 Prozent der jungen Rauschmittelkonsumenten an, sie hätten noch nie etwas gemeinsam mit ihren Eltern unternommen. Die fehlende Zuwendung wird von vielen Eltern durch Verwöhnung im weitesten Sinne auszugleichen versucht. Aber Verwöhnung bringt immer Kummer. Wer seine Kinder verwöhnt, kennzeichnet sich selbst als unreif.

Zahlreiche Eltern haben die Unterstufen-, manchmal auch die Oberstufenkurse zusammen mit ihren Kindern besucht. Auf Befragen erklärten alle, der Besuch habe sich vorteilhaft auf die Familienatmosphäre ausgewirkt. Hier haben Eltern und Kinder gemeinsam etwas unternommen, man hat ein gemeinsames Gesprächsthema, erkundigt sich partnerschaftlich nach den Erfolgen und Erfahrungen des anderen und erfährt während der Kursstunden so viel über Gesundheit und Krankheit sowie über Schwierigkeiten der anderen Kursteilnehmer, daß dies alles die Entwicklung des jungen Menschen fördert. Gerade, daß er erkennt, wie schwach auch der ältere Mensch ist, wird ihn seine eigene Schwäche leichter ertragen lassen.

Die Stabilisierung der psychischen und sozialen Gesundheit ist eine andere Auswirkung des AT, die dazu beiträgt, daß der Jugendliche gegenüber Drogenangeboten standhafter wird. Das AT – das gilt vor allem für die Oberstufe – führt zum eigentlichen Kern des Menschen hin, zur eigenen Mitte, die zu entdecken bei jungen Menschen so schwierig ist. An Vorsätzen bieten sich an:

»Ich bin ganz ruhig, gelassen und frei (von Drogen)
und pflege Freundschaften mit jung und alt«
»Ich bin ganz ruhig, gelassen und frei;
Drogen (Hasch, Schlafmittel usw.) gleichgültig«
»Ich bin ganz ruhig, gelassen und frei,
ich liebe meine Nächsten, sie sind wie ich«
»Überall und jederzeit: fröhlich,
frei, gelassen und gesellig«
»Ich sehe mein Ziel unwandelbar
und erreiche es sicher und klar«
»Ich bin ganz ruhig, gelassen und frei,
nur durch Selbstbeherrschung werde ich frei«
»Ich bin ganz ruhig, fröhlich und frei,
nur wo Ordnung ist, bin ich ganz frei«
»Heute Schuld, morgen Recht –
nichts ist immer ganz schlecht;
mein Ziel ist klar, unwandelbar:
zu jeder Zeit Gelassenheit«

Da bei Drogengefährdeten Gesundes gestärkt und latente Abwehrkräfte mobilisiert werden müssen, bedarf es einiger Überlegung, ehe der einzelne *seinen* Vorsatz gefunden hat.

Sobald eine echte Drogenabhängigkeit vorliegt, wird das AT wohl immer nur als ein Glied in einer langen therapeutischen Kette dienen können. Es ist selten eine wirkliche Alternative zu Rauschmitteln. Das gilt auch für Meditationsformen. Wenn sie das Rauschmittel ersetzen, was ich bis jetzt erst einmal bei einem Teilnehmer eines Oberstufenkurses erlebt habe, treten sie in Konkurrenz zur Droge, werden mißbraucht und dienen als Suchtersatz. Allerdings ist das immer noch besser als die Selbstzerstörung durch Drogen.

## Hilfen für Raucher

Genußmittel sind eine schöne Sache – wenn man mit ihnen umzugehen versteht. Aber Unmäßigkeit kann hier wie überall schaden.

Was der Übergewichtige unbewußt mit dem Griff in den Kühlschrank bezweckt, versucht der Raucher mit dem Griff zur Zigarette zu erreichen: Er will sich beruhigen. Das Kind befriedigt dieses orale Bedürfnis durch Daumenlutschen. Der Raucher ersetzt den Daumen durch die Zigarette, das Motiv aber ist gleich geblieben: Daumen und Zigarette dienen vorwiegend der Beruhigung, sie sollen Frustrationen überspielen. Diese erlernten Reaktionen reichen bis in die Kindheit zurück, bis ins Säuglingsalter, wo orales Bedürfnis mit mütterlicher Liebe gestillt wurde.

Das macht erklärlich, warum es vielen Menschen aus freien Stükken nicht möglich ist, mit dem Rauchen aufzuhören. Sie sind nikotinabhängig geworden. Wiederholte erfolglose suggestive Maßnahmen und gruppentherapeutische Sitzungen beweisen, wie schwer es zuweilen sein kann, das Rauchen aufzugeben. Solche Raucher sind im Augenblick noch blockiert.

Aber über eine Methode soll hier doch berichtet werden, weil sie sich gut mit dem AT kombinieren läßt: ein aktives psychologisches Training, das die Nichtraucherquote außergewöhnlich steigern kann. Dieses Training, von dem die Zeitschrift »Medical Tribune« berichtet, wurde von dem New Yorker Arzt Donald T. Frederickson entwickelt.

Rauchen sei angelerntes Verhalten, das man auch wieder »verlernen« könne, meint Frederickson. Der Arzt habe zunächst einmal die Aufgabe, beim Patienten ein ungutes Gefühl hervorzurufen, indem er dessen Leiden in einen Zusammenhang mit dem Rauchen bringe, was im allgemeinen ohne Schwierigkeiten möglich sei. Schon im Wartezimmer des Arztes müssen laut Frederickson provokative Plakate und entsprechende Literatur über die Schädlichkeit des Nikotingenusses informieren; Aschenbecher haben dort nichts zu suchen. Das eigentliche Training nun beginnt damit, daß der Möchtegern-Nichtraucher in den ersten beiden Wochen so viel rauchen darf, wie er will. Aber er muß die Zigaretten einzeln sorgfältig in Papier wickeln und dann alle in ein Paket packen. Wenn er rauchen will, muß er das Paket jedesmal auspacken, die Tageszeit notieren und die Beschäftigung, der er gerade nachgeht. Während des Rauchens muß er aufschreiben, was er dabei empfindet, und zum Schluß muß er der soeben gerauchten Zigarette je nach dem Genuß, den sie ihm verschafft hat, eine Note geben, wobei die mit dem größten Genuß gerauchte eine 1 erhält und eine »nur so dahingerauchte« eine 5. Allein diese Protokollführung reduzierte das Rauchen, denn die Zahl der mit Hochgenuß gerauchten Zigaretten betrug in keinem Falle mehr als fünf.

Zusätzlich verlangt Frederickson, daß die Nichtraucher-Kandidaten eine Liste der Gründe aufstellen, aus denen sie nicht mehr rauchen wollen. Nach vierzehn Tagen dürfen sie keine Zigaretten mehr mit sich führen; sie übergeben sie ihrer Frau, ihrer Sekretärin oder einer anderen Vertrauensperson. Die Familie darf eine solche heroische Tat nicht sabotieren. Sie muß das gewonnene Selbstvertrauen des frischgebackenen Nichtrauchers gebührend unterstützen und seine Leistung anerkennen. Soweit Frederickson.

Die durch das AT erreichte generelle psychische Stabilisierung hat bei nicht wenigen Kursteilnehmern dazu geführt, daß sie das Rauchen eingeschränkt oder ganz eingestellt haben. Natürlich sind auch einige mit dem erklärten Ziel zum Training gekommen, sich mit seiner Hilfe das Rauchen abzugewöhnen. Gerade sie hatten jedoch höchst selten Erfolg. So gelang es einem 45jährigen Kettenraucher während des Kurses lediglich, etwas weniger zu rauchen. Dennoch war er mit seinem Training hochzufrieden: Er war ruhiger geworden und schlief jetzt tief und störungsfrei – für ihn persönlich zwei unerwartete und erfreuliche Nebenergebnisse.

Wenn man sich überlegt, wie viele Menschen immer wieder versucht haben, das Rauchen aufzugeben, bis es ihnen schließlich doch einmal gelang, so kann man nur raten, es das nächste Mal noch systematischer einzufädeln und Geduld mit sich selbst zu haben.

Bei der Vorsatzbildung ist es wichtig, die Motivation zu vertiefen, um zu einem wirklich festen Entschluß zu kommen. Denn zahlreiche Raucher wollen zwar, da es ihr Verstand rät, mit dem Rauchen aufhören, doch tief im Unbewußten kleben sie an den alten Gewohnheiten und sind unfrei. Sie können sich folgende Vorsätze einprägen:

»Ich glaube an meine innere Kraft;
ich bin mutig und frei (vom Rauchen)«
»Rauchen ist Gift für mich, Nichtrauchen macht frei und froh«

»Rauchen schadet mir, Nichtrauchen macht mich frei und stolz«

Eine angehende Lehrerin fand für sich folgenden Vorsatz:

»Ich will le-ben – ohne Gift,
ich will stre-ben – ohne Gift«

Erst wenn man sich diese oder ähnliche Sätze einverleibt hat, empfehle ich, die altbewährten Vorsätze einzusetzen:

»Ich bin ganz ruhig und gelassen;
Zigaretten (Rauchen) ganz gleichgültig« oder
»Ich bin ganz ruhig und gelassen
und aus der blöden Sucht entlassen«

Hat man das Rauchen wirklich aufgegeben, kann es notwendig werden, gegen die Gewichtszunahme etwas zu unternehmen, die in solchen Fällen möglich ist:

»Rauchen überflüssig, ich bin frei und satt«

## Hilfe für Alkoholgefährdete

Die meisten Menschen können mit dem Alkohol umgehen. Einige können es nicht: Mehr als jeder Hundertste ist in der BRD alkoholkrank oder -abhängig. Alkohol kann zu einer psychischen und körperlichen Abhängigkeit führen; in diesem Falle kann man auch von einer Sucht sprechen. Sie ist eine schwere Krankheit, die vor allem Menschen befällt, die unter einem starken Streß (ungeliebter Beruf, schlechte Wohnverhältnisse usw.) stehen. Wie bei anderen Drogenkranken müssen auch beim Alkoholkranken das Selbstvertrauen, die Beherrschung, die Beharrlichkeit und die Festigkeit neu entwickelt werden. Das ist in der Regel ein langwieriger Prozeß, bei dem das AT eine besonders positive Rolle spielen kann. Je weiter der Patient noch vom echten Zwangstrinken entfernt ist, desto eher wird es Hilfe spenden. Schwerere Fälle kommen sowieso nicht in die Kurse – die Kurse müssen zu ihnen kommen.

Flankierende Maßnahmen psychagogischer und psychotherapeutischer Art sind in den Stadien des fortgeschrittenen Erleichterungstrinkens und der Toleranzsteigerung auf jeden Fall angezeigt. Stets sollte auch der Ehepartner autogen trainieren. Verschiedentlich haben mir sowohl Gefährdete als auch Ehemalige, die jetzt als »Anonyme Alkoholiker« fürsorgerisch tätig sind, den Nutzen des AT bestätigt.

»Ich bin mutig und frei;
Alkohol gleichgültig, Abstinenz macht froh«
»Ich bleibe trocken – zu jeder Zeit,
an jedem Ort, bei jeder Gelegenheit«
»Ich bleibe abstinent und zwar ganz konsequent«
»Ich bin und bleibe ganz konsequent,
so werde ich frei und abstinent«
»Mein Ziel erreiche ich
mit Mut ganz sicherlich und unerschütterlich«
»Ich erreiche mein Ziel
und bleibe kon-se-quent ab-sti-nent. Ich schaffe es«

## Sexualstörungen

Die Frigidität ist eine Hingabestörung der Frau. Aber häufig ist sie aufgrund einer Disharmonie der Partner entstanden. Man glaubt, daß sie einem Unvermögen entspricht, die weibliche Rolle zu akzeptieren oder den Mann anzuerkennen. Wie dem auch sei, das AT lehrt, sich zu lösen, sich zu versenken, sich zu entspannen und sich dem Augenblick hinzugeben – was für frigide Frauen sehr wichtig ist. So wundert es nicht, daß manche Kursteilnehmerinnen im Fragebogen erwähnen, das »Liebesleben klappt jetzt besser« oder direkter »Ich habe jetzt mehr Spaß am Genuß«.

Einer 26jährigen Frau wurde mit Erfolg der von Thomas formulierte Vorsatz empfohlen:

»Ich bin jetzt in der Liebe gelöst, aktiv und frei«
oder kürzer:
»Während der Liebe locker und frei«

Der Impotenz des Mannes liegen verschiedene Störungen zugrunde. Im Verlauf von schweren Erkrankungen ist das Auftreten von Impotenz normal; wenn die Heilung naht, wird der Mann auch wieder potent oder »mächtig«, wie es aus dem Lateinischen übersetzt heißen müßte. Bei neurotischen Fehlhaltungen tritt die Impotenz besonders häufig auf. Wer sie diagnostizieren will, muß nach ihr fragen, lehrt eine alte Erfahrung. Man schämt sich ihrer, fühlt sich in seiner Männlichkeit verletzt und mag infolgedessen nicht darüber sprechen. Impotenz kann Selbstmordgedanken auslösen, Alkoholabhängigkeit hervorrufen und zu Fehlhaltungen verschiedenster Art führen, selbst im Arbeitsprozeß. Sie muß also sehr ernst genommen werden.

Die Angst, einen Fehler begehen zu können, ist einer der schwersten Fehler, die man begehen kann, heißt es mit Recht. Bei der Impotenz ist es die Angst vor dem Versagen, vor dem Nichtkönnen, die Erwartungsangst, die eine erschwerende Rolle spielt. Aber es kommen noch andere Faktoren hinzu, wie schlechte Erfahrungen in früher Kindheit, Minderwertigkeitskomplexe oder sexuelle Schuldgefühle, um nur einige zu nennen.

Sehr oft wird die Impotenz rationalisiert, das heißt, die Betreffenden geben den Umständen die Schuld, der Übermüdung, der vielen geistigen Arbeit, oder sie nehmen zu einer falschen Sublimierung Zuflucht, indem sie behaupten, sexuelle Betätigung liege ihnen nicht, sie hätten keine Lust dazu etc.

Neben anderen psychotherapeutischen Behandlungsmethoden kann das AT auch hier gute Erfolge erzielen. Wie sich in unseren Kursen zeigt, vermag es in leichteren oder noch nicht lange andauernden Fällen sogar ohne weitere Unterstützung zu helfen. So berichtete ein 23jähriger Student der Medizin freimütig, seine Impotenz sei allein durch das Grundtraining und ohne Vorsatzbildung verschwunden. Ein anderer Student fühlte sich – wie er sich ausdrückte – »wieder völlig rehabilitiert«.

Thomas empfiehlt als Vorsatz:

»Das kleine Becken ist (und bleibt) strömend warm«

Wenn der Störfaktor beim Partner liegt, kann man auch – wie ein Kursteilnehmer nicht ohne Humor vorschlug – den Satz wählen:

»Meine Frau ist doch ganz nett«

Eine Frau könnte natürlich bei umgekehrten Verhältnissen – ihre Impotenz ist die Frigidität – den Spieß umdrehen.

In einem Fall von Ejaculatio praecox, also vorzeitigem Samenerguß, half sich ein jung verheirateter Student erfolgreich mit dem paradox klingenden Vorsatz:
»Während der Liebe – Liebe gleichgültig«, oder man wählt

»Ich liebe als Mann, ganz ruhig und lang« oder
»Ich bin ein Mann und liebe als Mann, solange ich kann«

Die Onanie ist nach Schultz nur ein Durchgangs- oder »Plapperstadium« der Liebe. Die Angst vor ihr, das Schuldgefühl, ist meist schlimmer als das tatsächliche Geschehen. Der erwachende übermächtige Trieb führt 97 Prozent der männlichen Jugendlichen zur Selbstbefriedigung. Leistungssport kann ebenso wie körperliche Arbeit den Wunsch nach Selbstbefriedigen ein wenig eindämmen. Von einer eiweißarmen Diät, die früher in solchen Fällen empfohlen wurde, ist abzuraten. Wer Onanieskrupel bekämpfen will, muß entängstigen und verharmlosen, heißt es in der Sexualerziehung, sonst können bei empfindsamen Jugendlichen Schuldkomplexe auftreten, die unter Umständen sogar in Selbstmordabsichten münden.

Wenn in der Ehe noch onaniert wird, so kann das auf Ent- oder Selbsttäuschungen hindeuten, vielleicht aber auch auf »Notwehr«, wie sich einmal jemand in einer anonymen Befragung ausdrückte.

Als formelhafter Vorsatz hat sich vielfach bewährt:

»Onanie ganz gleichgültig«

## Befreiung von Angstzuständen

Manche Autoren sehen in der Angst das Primärzeichen der »Neurose« oder ihre »basale« Grundstörung. Und da die Neurose im weitesten Sinne bei uns zum Alltag dazugehört, ist die Angst auch als »europäische« (Nietzsche) oder als »abendländische« Krankheit bezeichnet worden, obwohl sie praktisch überall, wo Menschen sind, zu Hause ist. Dennoch ist sie keine eigentliche »Krankheit«. Denn der eine reagiert auf sie produktiv, während sie den anderen lähmt.

Was ist also Angst? »Der nächste Tag« antwortet der dänische Philosoph Sören Kierkegaard (1813–1855) auf diese Frage. Man müsse im Leben vor allem die richtige Stellung einnehmen. Der Christ nehme sie in seinem Verhalten zum nächsten Tag ein. »Wer ein Boot rudert, wendet dem Ziel, dem er zustrebt, den Rücken zu. So mit dem nächsten Tag. Wenn ein Mensch mit Hilfe des Ewigen sich in den heutigen Tag vertieft, wendet er dem nächsten Tag den Rücken zu«, schreibt Kierkegaard in »Der Begriff der Angst«. Die uns gestellte Aufgabe mit aller Konzentration und Intensität vollbringen – das ist von Angst befreiendes Leben.

Angstvolles Verhalten kann sich körperlich in erhöhter Puls- und Atmungsrate bei gesteigertem Blutdruck und vor allem in Schweißabsonderung äußern. Gleichzeitig können auch parasympathische Reaktionen wie Durchfall und Erbrechen auftreten. Vermehrte Muskelverspannungen gehören ebenfalls zu diesem Bild. Die Angst kann »den eilenden Fuß« beflügeln, sie kann aber auch lähmen, so daß man nicht mehr in der Lage ist, etwas zu unternehmen.

Je mehr Angst man hat, desto unsicherer ist man in all seinem Tun. Man muß aber imstande sein, »ein Stück Ungewißheit« – wie Freud sich ausdrückte – zu ertragen. Und ein Stück Unsicherheit. Denn auch die Unsicherheit gehört zum Menschsein dazu. »In der Welt habt Ihr Angst.«

In diesem Sinn war früher die Sippe, die Familie, eine Gefahrengemeinschaft, die dem Schwachen Halt bot. Alle für einen. Heute ist die Familie oftmals weniger eine Gemeinschaft als eine Sippschaft, deren Halt das Fernsehprogramm ist. Der Mensch ist mehr denn je auf die in ihm wohnenden Heilkräfte angewiesen, daran ändern alle Erfolge der Medizin nichts.

Die eigentlichen leidvollen Menschen sind die Ängstlichen, die Sich-Sorgenden, bei denen Leidensdruck und -erleben meist sehr viel größer sind als bei körperlich Kranken. Der Ängstliche stirbt bekanntlich viele Tode – und dennoch muß er seinen Zustand ertragen.

Seit jeher ist »die verwüstende Unsinnigkeit der Sorge« bekannt: »Darum sorget Euch nicht um den morgenden Tag, der morgende

Tag wird seine Sorge haben. Jeder Tag hat genug an seiner eigenen Plage.« Auch viele Kursteilnehmer suchen Trost und Geborgenheit im Glauben. Ein 49jähriger, in seiner Grundstimmung ängstlicher Angestellter wählte für sich das Pauluswort (Römer 8, 28) als Vorsatz und schöpfte daraus Vertrauen:
»Denen, die Gott lieben, dienen alle Dinge zum Besten.«
Andere Vorsätze für angstvolle Menschen:

»Ich bin mutig und frei.
Kräfte fließen frei.«
»Ich bleibe vollkommen ruhig und gelassen«
»An jedem Ort, zu jeder Zeit
Ruhe und Gelassenheit«
»Ich bin voller Vertrauen in mein Leben«

Ängstliche Kranke, die eine Operation oder den Gang zum Zahnarzt fürchten, sprechen auf Narkosemittel nicht so gut an wie angstfreie. Hier können bestimmte Vorsätze helfen:

Ich bin mutig und frei; Arbeit (Operation) gelingt«
»Ich bin mutig und frei; Schmerzen gleichgültig«

Auch depressive Zustandsbilder lassen sich oftmals durch das AT aufhellen. Sie verbergen sich häufig hinter körperlichen Beschwerden wie Kopf- oder Hüftschmerzen. Es gibt wohl kaum ein körperliches Symptom, hinter dem sich nicht eine Depression verstecken könnte. Das AT kann im Beginn der depressiven Verstimmungen, aber auch bei der Selbstmordprophylaxe einen wichtigen Platz einnehmen, wie Thomas bewiesen hat. An Vorsätzen haben sich bewährt:

»Ich lerne zu leben und zu lieben«
»Jedes Leben ist lebenswert«
»Ich bin fröhlich und frei,
körperliche Beschwernisse gleichgültig«
»Ich bin vollkommen ruhig und gelassen,
ich sehe den Mitmenschen mutig und frei«
»Lebe immer weiter, mutig, froh und heiter«
»Ich bin glücklich (aufgeräumt) und zufrieden«

## Befreiung von Zwängen

Früher sprach man von Zwangsneurose, heute unterscheidet man mehrere Zwangssyndrome. Meist bahnt sich dieses Fehlverhalten schon in der Kindheit an. Kinder, die dazu neigen, sind besonders genau und von einer ganz und gar unkindlichen Pedanterie. Schon hier müßte von seiten der Eltern eingeschritten werden: Die Eltern müßten solchen Kindern erlauben, auch einmal unordentlich zu sein; sie sollten darauf achten, daß die Schularbeiten nicht bis in den Abend ausgedehnt werden und die Kinder von allem abhalten, was nach Ritual aussieht.

Zwangskranke scheuen die Wechselfälle des Lebens, sie kleben an dem Gegenwärtigen, weil sie Angst haben, die Zukunft könnte mit noch größerer Unsicherheit verbunden sein. Milde und bekannte Formen des Zwangssyndroms äußern sich beispielshalber darin, daß man prüft, ob soeben verschlossene Türen auch wirklich verschlossen sind, ob der Tauchsieder herausgezogen, der Herd abgestellt, das Licht in allen Räumen gelöscht wurde etc. Manchmal wird in solchen Fällen auch das Eintreten in das eigene Haus und Wohnzimmer zum Ritual erhoben. Eine Hausfrau tyrannisierte ihre ganze Familie, indem sie von jedem, der das Haus betreten wollte, verlangte, sich erst draußen gründlichst die Schuhe zu reinigen. Das kontrollierte sie dann jedesmal genau, auch wenn das Essen dadurch später auf den Tisch kam. Ähnlich ritualisierte sie das Betreten des Wohnzimmers. Ihr wurde geraten, den Vorsatz zu wählen:

»Ich bin vollkommen ruhig und frei (von Zwängen);
Schmutz gleichgültig.«

Nachdem sich ein leichter Erfolg einstellte, wurde der Vorsatz »Schmutz gleichgültig« in »Zwang gleichgültig« umgeändert, um zu verhindern, daß er in einem anderen Gewand wieder auftauchte. Der häusliche Friede stellte sich auch bald wieder ein.

Andere Zwangshandlungen sind unaufhörliches Waschen und Putzen, vor allem jedoch ständiges Zählen. Eine Art Übergang zu den Zwangsgedanken bilden einige Aberglaubensrituale, wie zum Beispiel das Vermeiden der Zahl dreizehn oder das Auf-Holz-Klopfen.

Zwangsgedanken sind häufig anzutreffen. Man stellt sich immer wieder den Tod eines Partners, einen Mord, ein Unglück etc. vor. Ein junger Student klagte darüber, daß sich bei ihm bei jeder unpassenden Gelegenheit das Bild eines behaarten weiblichen Schamberges »dazwischenschiebe«. Dieser Schamberg wird auch »Venusberg« genannt. Und nicht ganz zufällig wohnte der Student auch auf dem Bonner Venusberggelände. Durch den einfachen Vorsatz »Ich bin vollkommen ruhig und frei von Zwangsgedanken« verlor sich seine »Venusbergneurose«.

Eine andere Möglichkeit wäre:

»Ich bin vollkommen ruhig und frei;
jederzeit jeder Zwang ganz gleichgültig«

# Autogene Entladungen und Begleiterscheinungen

Der psychische und physische Zustand, in dem man sich während des autogenen Trainierens befindet, unterscheidet sich sowohl vom Normalzustand als auch von Schlaf oder Hypnose. Die psychophysiologische Umschaltung vom Normal- zum autogenen Zustand ist von Veränderungen geistiger und körperlicher Funktionen begleitet. Wir hörten schon, daß die passive Konzentration des AT als eine Aufbauphase des Körpers zu verstehen ist, zum Teil auch als Sparphase.

Ob einem Trainierenden die Umschaltung gelungen ist, läßt sich an der Hirnaktions-Stromkurve nachweisen. O. Polzien zufolge läßt sich der Nachweis der Umschaltung auch am Abfall der Rektaltemperatur – der »Kerntemperatur« – erbringen, die sich bei Versuchen an der Medizinischen Poliklinik Würzburg innerhalb einer Stunde um maximal 0,8 Grad senkte.

Wenn Polziens Versuchspersonen erregt waren oder Fieber hatten, trat der Temperaturabfall nicht auf. »Patienten mit Kernneurosen vermochten die Umschaltung auch bei monate- bis (in einem Fall) jahrelangem Üben nicht zu vollziehen«, schreibt er.

Aber es soll in diesem Abschnitt weniger über die normalen Auswirkungen gesprochen werden als vielmehr über die ungewöhnlichen, die manchen Teilnehmer dazu verleiten könnten, das autogene Trainieren ganz aufzugeben.

Bei richtiger Führung durch den Kursleiter kommt es allerdings so gut wie nie vor, daß das AT aus einer medizinischen Indikation oder wegen irgendwelcher Begleiterscheinungen abgebrochen werden muß.

## Bei der Schwereübung

Wer das AT in der Sprechstunde eines Arztes/Psychologen im Einzelunterricht lernt, wird im allgemeinen erst dann zur nächsten Übung schreiten, wenn er die Schwereübung beherrscht. Bei Kursen für Gruppen ist das nicht möglich; hier wird nach einem unveränderlichen Zeitplan vorgegangen, was sich in der Regel nicht als hinderlich erweist. Große Vorteile dagegen hat der Übende in der Gruppe durch die unzähligen Fragen, die andere Kursteilnehmer stellen. Er lernt aus ihrer Beantwortung die Grenzen zwischen Wirkung und Nebenwirkung, zwischen üblich und ungewöhnlich kennen. Dadurch wird er sicherer als der einzeln Trainierende, selbst wenn dieser bei anerkannten Fachleuten gelernt hat.

Viele Sensationen während der Schwereübung sind als »Entspannungseffekte« zu deuten. Es kommt zu einer Entspannung der Muskeln – und häufig auch schon der Blutgefäße – und zu Symptomen, die durchaus nicht als »krankhaft« oder absonderlich zu gelten haben. »Ziehen«, »eine schmerzhafte Schwere«, »Zucken«, »Kribbeln«, »Vibrieren« und Taubheitsgefühle verschwinden bei konsequentem Üben schnell wieder. Häufig treten solche »autogenen Entladungen« bei »Entlastung zu hoch aufgeladener Hirnbereiche« (Luthe) auf.

Schultz spricht von »Fremdheitsgefühlen« beim Auftreten eines Gefühls, »als ob die Finger geschwollen sind«, »als ob die Extremitäten nicht mehr existent sind«, »als ob der Arm größer wird«, »als ob er so schwer wie Blei ist«, »als ob er mit der Unterlage verschmilzt« oder »als ob er gar nicht mehr zu mir gehört«.

Die Möglichkeiten der autogenen Entladungen, der »inhaltlosen Abreaktionen« (Schultz) sind Legion. Sie sind auch nicht nur auf die Schwereübung begrenzt, vielmehr finden sie sich in gleicher oder ähnlicher Form bei allen Unterstufenübungen. Mit der Dauer des Trainings nehmen sie in der Regel ab. Es wird den Teilnehmern daher fast immer geraten, konsequent weiterzuüben und nicht auf sie zu achten.

Bei zu langem Üben und wenn man es besonders gut machen will, verkrampft man sich, was unangenehme Sensationen zur Folge haben kann. Manchmal verschwindet dann auch eine vorher schon erreichte Schwere. Gelassen die Schwere erwarten, ist die richtige Einstellung.

Einige Patienten lernen die Verwirklichung der Schwere erst nach jahrelangem Training. So berichtet Schultz von einer 56jährigen Operationsschwester, die erst nach zwei Jahren vergeblichen Bemühens »den ersten Schwereversuch darstellen« konnte. Besonders dynamischen Menschen fällt es gelegentlich schwer, etwas mit sich geschehen zu lassen, es kommen zu lassen, ihr Ich aufzugeben, sich selber über die Schulter zu schauen.

## Bei der Wärmeübung

Bei allen Übungen können Muskelzucken in den verschiedensten Körperbereichen, Zittern, unwillkürliche Muskelbewegungen, Lachen, Husten, Niesen, vermehrte Speichelabsonderung, Gähnen, Lidflattern, Tränenfluß, Schlucken, Übelkeit und andere Symptome auftreten. In einem großen Kurs kommt es während des autogenen Entspannens häufig zu lautem Bauchgrimmen, worauf ich schon vor Beginn der Übungen aufmerksam mache, damit die Beteiligten nicht vor falsch verstandener Scham am liebsten im Boden versinken. Daß auch Erektionen mit – allerdings sehr seltenen – Ejakulationen auftreten können, zeigt, wie verschieden die Begleiterscheinungen sein können.

Bei der Wärmeübung nun können bisweilen auch paradoxe Reaktionen »aus der Versenkung auftauchen«, so daß der Arm kalt wird anstatt warm. Trotzdem wird weiter geübt, denn die paradoxen Reaktionen verschwinden im allgemeinen mit fortschreitendem Training. Wenn sie gar nicht verschwinden sollten – bei uns ist das noch nicht vorgekommen –, müßte man sich überlegen, ob dann nicht der sehr seltene Fall eingetreten ist, in dem man sich auch einen paradoxen Vorsatz geben kann: »Arme sind angenehm kühl.«

Gelegentlich kommt es zu einem starken Kribbeln, das auch nach dem Zurücknehmen noch kurz anhalten kann. Ebenso kann der Arm besonders stark »brennen«. Konsequentes und energisches Zurücknehmen reicht fast immer aus, um solche Störungen zu unterdrükken. Einmal mußte einer Teilnehmerin, deren rechte Hand »unangenehm brannte«, geraten werden, die beiden ersten Übungsformeln anders abzufassen: »Rechte Hand angenehm schwer und warm.« Das Brennen verflüchtigte sich daraufhin langsam. Eine Analyse hätte wahrscheinlich zutage gebracht, was dahintersteckte.

Rund die Hälfte der Teilnehmer spürt das Warmwerden des Armes schon beim ersten Versuch. Zumeist wird es zuerst im Unterarm gespürt, mit Fortführung des Trainings dann im Oberarm, und schließlich kommt es zur Generalisierung im anderen Arm sowie in den Beinen. Die Patienten schreiben in ihr Übungsheft: »Strömende Wärme im Unterarm«, »pulsierende Wärme«, »der ganze Arm ist schwer und warm«, »Wärme durchfließt den ganzen Arm«; wenn die Generalisierung erreicht ist, heißt es dann: »Der ganze Körper wird warm durchflutet« oder »der ganze Körper wird strömend warm durchflossen«.

Auf dem erfolgreichen Schwere- und Wärmeerlebnis basiert das ganze AT. Manchmal greift die Generalisierung der Wärmeempfindung auf den Kopf über. Es kommt zu einem »Wärmeandrang«, der jedoch nicht erwünscht ist. Mit der Vorstellung »Wärme strömt in die Füße« kann man sich aber gut behelfen.

Das Zurücknehmen der Wärme wäre theoretisch nicht so wichtig; sie reguliert sich im allgemeinen nach wenigstens einer Stunde von selbst, weil die Blutgefäße elastisch sind. Dennoch ist es erforderlich, gebieterisch zurückzunehmen, denn man hat ja gleichzeitig das Schweregefühl erreicht. Ein Verbleiben der Armschwere kann, wie bereits mehrfach betont, zu leichten Störungen führen. Die Beinschwere dagegen reguliert sich von selbst.

An dieser Stelle sei nochmals darauf hingewiesen, wie wichtig ein passives Sich-Konzentrieren ist. In japanischen Untersuchungen wurden Versuchspersonen gebeten, sich aktiv vorzustellen: »Ich will mit allen Mitteln, daß meine Arme warm werden.« Was zu erwarten war, trat ein: Es kam zu einer Gefäßverengung mit entsprechender Durchblutungsverminderung und Kühle in beiden Armen. Wir wissen es bereits: Der Wille, alles besonders gut machen zu wollen, wird den Kursteilnehmern das Erlernen des Trainings erschweren.

## Bei der Herzübung

Die Herzsensationen während des Trainierens sind naturgemäß vielgestaltig. In den Protokollen heißt es unter anderem: »Ich spüre den Herzschlag als dumpfen Stoß« oder »Ich verspüre einen rhythmischen Schlag gegen den Brustkorb«. Eine 61jährige Teilnehmerin fühlte »einen Blasebalg in mir, der bis zum Hals hinaufwirkt«. Einmal wird das Herzerlebnis »als großer Ball, der sich zusammenzieht«, empfunden, ein andermal als »Wellenschlag« oder, wie ein Kapitän der Handelsmarine es ausdrückte, als »Dünung«.

Ausnahmsweise können auch frühere Erlebnisse hier durchbrechen, wie beispielsweise bei einer überaus sensiblen 38jährigen Oberstudienrätin. Sie hatte in ihrer Jugend ein Erlebnis gehabt, das sie lange beunruhigte. Als sie damals einmal gedankenverloren an einer Fabrik vorbeiging, entströmte einem Ventil mit großer Kraft Gas. Da sie das laute Zischen mit ihrem Gedankeninhalt in Verbindung brachte, erlitt sie einen kleinen Schock. Bei der Herzübung kam dieses Erlebnis wieder zum Durchbruch; es war ihr, »als ob das Herzschlagen durch ein Ventil zustande käme«. Durch eine Art autogener Abreaktion konnte ihr geholfen werden.

Bei der Herzübung gibt es in unseren Kursen immer wieder einmal Teilnehmer, die »Herzjagen« oder »unangenehme Herzschmerzen« bekommen. Alle hatten früher schon Herzsymptome gehabt, oder sie waren mit besonderen Erwartungen an diese Übung gegangen. Luthe stellte bei 86 Prozent der Patienten, die über »unangenehme Herzsymptome« während des Übens klagten, »latentes Herz-Angst-Material in der Vorgeschichte« fest. Vorschläge, die Herzübung generell ausfallen zu lassen, lehnt er wie auch die meisten anderen Autoren wegen des sonstigen positiven klinischen Wertes dieser Übung ab.

Bei nur einmaligem Auftreten solcher Nebenwirkungen – es sind ja vorwiegend paradoxe Effekte – wird in der üblichen Form weitertrainiert. Manchmal rate ich dazu, die Formel »Ich bin vollkommen ruhig« häufiger zu sagen; manchmal aber empfehle ich auch, die Formel abzuändern in: »Herz arbeitet angenehm ruhig (und gleichmäßig).«

Selbstverständlich können sämtliche in den anderen Kapiteln beschriebene Entlastungen auch bei der Herzübung auftreten; sie sind ja sowieso nicht typisch für eine ganz bestimmte Übung. So sind beispielshalber Schwere- und Wärmeerlebnisse in der Herzgegend auch bei anderen Übungen zu beobachten, am häufigsten jedoch bei der Herz- und Atemübung.

## Bei der Atemübung

Auch die Atmung wird ganz verschieden erlebt. »Ich bestehe nur noch aus Atmung«; »als ob der Kosmos in mich hineindringt und dann wieder den Körper verläßt«; »die Atmung hebt mich wie die Dünung des Meeres«; »es ist, als ob der ganze Körper atme« – heißt es in den Übungsprotokollen.

Zwei Mütter berichteten mir, ihre 11jährigen Kinder hätten beim Trainieren, vor allem bei der Herz- und der Leibübung, das Atmen vergessen und seien dann in regelrechte Atemnot geraten. Im Kurs war nichts davon zu bemerken. Übrigens kommt es vor, daß auch Erwachsene während des Trainings vergessen zu atmen und in vorübergehende Schwierigkeiten geraten. Eine solche Koordinationsstörung von Herz- und Atemfunktion kann leicht durch die Formel »Herz und Atmung (arbeiten) ganz ruhig und regelmäßig« behoben werden.

Mit der Gesamtumschaltung, die bei Erfahrenen bereits mit der Schwereübung einsetzt, sinkt auch das Atemvolumen durchschnittlich um rund 14 Prozent ab, wie Polzien in seinen Untersuchungen nachwies. Rein subjektiv spüren zahlreiche Teilnehmer schon während der ersten beiden Kursstunden, daß sich ihr Atemrhythmus harmonisiert und verlangsamt. Dieser typischen »Versenkungsatmung« entspricht im allgemeinen keine gleichbedeutende Herzreaktion.

Wenn die Atemübung richtig durchgeführt wird, wirkt sie sich beruhigend auf die Herzfunktion aus; daher kann sie bei Patienten mit einer »Herzvorgeschichte« vorgezogen werden.

## Bei der Leibübung

Etwa ein Drittel der Kursteilnehmer spürt schon bei der ersten Leibübung eine »angenehme Wärme im ganzen Leib«, »eine schwach ausgeprägte Wärme in der Magengegend«, »ein deutliches warmes Pulsieren in der Tiefe«, eine »strömend warme Empfindung in beiden Nierengegenden« oder auch nur »ein schwaches Wärmegefühl in der Magengegend«. Wer die Leibübung gut beherrscht, verbessert seinen ganzen AT-Effekt; vor allem Schwere und Wärme lassen sich nun auffallend gut realisieren.

Es kann jedoch auch – selten – zu unerwarteten Empfindungen im Bauchraum kommen, zu Druckgefühl im Magen, zu krampfartigen Gefühlen oder zu Übelkeit – Sensationen, die in der Regel nicht beunruhigen.

Das Auftreten von Übelkeit kann aber auch andere Ursachen haben. Einem Malermeister wurde nur während der Fremdsuggestionsübung schlecht. Die »Schuld« daran trug ich. Da ich damals gerade gebaut hatte und wie viele Bauherren übergroßen Ärger mit nicht kompetenten Handwerkern und Bauleitern durchstehen mußte, hatte ich in diesem Kurs gesagt, viele Handwerker hätten es nicht nötig, autogen zu trainieren, weil sie niemals ein schlechtes Gewissen hätten und somit auch kaum dem Streß ausgesetzt seien. Natürlich hatte ich vorher gefragt, ob sich im Saal zufällig Handwerker befänden. Leider hatte der Maler sich nicht gemeldet. Jedenfalls fühlte er sich tief im Unbewußten solidarisch mit seinen Kollegen und reagierte nun auf meine Suggestionen mit Übelkeit – ohne den Zusammenhang zu erkennen. Beschwerden, die ihn zum Kurs gebracht hatten, besserten sich dennoch. Er betrachtete seinen Kurserfolg als »gut«.

Durch die Leibübung kommt es im Bauchraum zu einem störungsfreien Ablauf der Darmbewegungen sowie zu einer Normalisierung der Magenein- und -ausgangsfunktion. Die Magenwanddurchblutung nimmt ebenso zu wie der Bewegungsablauf. Das Bauchknurren als Symptom der Entspannung tritt hier fast so häufig auf wie bei der Schwereübung.

Über »äußerste Sensibilität während des Übens und plötzliches Zucken des ganzen Körpers, ausgehend vom Sonnengeflecht« klagte ein 24jähriger Angestellter, ohne daß die Leibübung deswegen abgesetzt werden mußte. Eine Studiendirektorin schrieb: »Die Atemeinstellung gelingt mir, aber die Sonnengeflechtsübung nicht. Nervöse Leib- und Magenschmerzen verschwinden nachts, wenn ich meine beiden Hände auf den Leib lege und mich mit ›gutem Zuspruch‹ beruhige und entspanne. Formelhafter Vorsatz morgens vor dem Aufstehen: ›Alles ist rund und glatt und ruhig . . .‹ (ich denke dabei an den bevorstehenden Schuldienst!).«

## Bei der Kopfübung

Wenn ein Übender meint, er beherrsche diese Übung noch nicht gut genug und sein Gesicht sei noch gespannt, kann ihm die Schultzsche Zusatzformulierung »Gesicht hängt angenehm schwer« helfen oder »Gesichtszüge ganz glatt und gelöst«.

Schon frühzeitig haben mehrere Autoren darauf aufmerksam gemacht, daß die Kopfübung in der Einschlafsitzung dazu führen kann, daß man gerade nicht einschläft. Es empfiehlt sich dann, die Kopfübung abends ausfallen zu lassen oder den Vorsatz »Einschlafen ganz gleichgültig« zu wählen.

Auch bei der Kopfübung treten zahlreiche Entladungen und Begleiterscheinungen auf, aber man wird fast immer weiterüben und diese Übung nicht auslassen. Wer Schwierigkeiten hat, die Kühle zu empfinden, kann sich die Stirn etwas benetzen, so daß die Verdunstungskälte den Vorgang deutlich macht. Später unterläßt man dann diese Hilfsmaßnahme.

Häufiger schon wurde über ein Schwindelgefühl geklagt, das jedoch stets mit fortschreitender Trainingserfahrung verschwand. Über die Hälfte der Übenden gibt an, während der Sitzung etwas schläfrig geworden zu sein. Und nicht wenige Teilnehmer geraten während des Trainierens im Kurs in einen schlafähnlichen Zustand oder schlafen dabei auch ganz ein. Da wir abends üben, wenn die meisten einen langen Arbeitstag hinter sich haben, ist das nicht verwunderlich. Bei der Fremdsuggestion ist die Einschlaftendenz etwas häufiger zu beobachten als beim autogenen Trainieren. Aber durch einfaches und energisches Zurücknehmen sind bis jetzt immer alle Teilnehmer ohne weitere Kunstgriffe den Armen des Morpheus entwunden worden.

Wenn man die Häufigkeit der Entladungen und Begleiterscheinungen außer acht läßt und nur nach der Schwere der Symptome urteilt, läßt sich eindeutig feststellen: So häufig Begleiterscheinungen auch sind, so unangenehm sie im Einzelfall auch sein mögen – gefährlich und lebensbedrohend sind sie nicht. Begleiterscheinungen sind keine Nebenwirkungen wie die durch Medikamente hervorgerufenen, an denen man unter Umständen auch sterben kann.

## Andere Begleiterscheinungen

Die autogenen Entladungen und Begleiterscheinungen treten bei nahezu allen Übungen auf, manchmal allerdings konzentrieren sie sich auf die eine oder andere Übung. Ganz generell kann man sagen, daß sie bei der Schwereübung am häufigsten sind. Sie sind auch nur deswegen in diesem Kapitel so ausführlich beschrieben, damit der Anfänger weiß, daß solche Begleiterscheinungen normal sind und daß man ruhig weiterüben sollte. Das Wissen um diese Nebenerscheinungen beruhigt; dem Übenden wird die Angst genommen; er lernt, sie als etwas Übliches zu betrachten und bekommt so den Mut, weiterzuüben.

Zu den Erscheinungen, die nicht genannt wurden, gehören Mißempfindungen im Genitalbereich; Taubheits- und Spannungsgefühl in den Fingern; »elektrische« Empfindungen; Lageveränderungs- und Abtrennungsgefühle von Körperteilen; das Bedürfnis, sich zu bewegen; ein Steifheits- und Unbeweglichkeitsgefühl; Gleichgewichtsstörungen wie Schwindel, Benommenheit, Drehen oder Schweben sowie Übelkeit.

Zu den akustischen Entladungen zählen Gehörsempfindungen wie Stimmen, Musik, Summen oder Geräusche ganz allgemein. Manchmal kommt es zu Geräuschillusionen: Die Umweltgeräusche werden als lauter und störender empfunden als sie in Wirklichkeit sind. Aber sie können auch entfernter klingen, bis man schließlich kein Ohr mehr für die Umgebung hat. Daß der Erfahrene Umweltgeräusche nicht an sich heranläßt, ist etwas anderes.

Selten tauchen einmal angenehme oder auch unangenehme Geruchsempfindungen auf – man glaubt, Parfüm oder abgestandenen Tabakrauch zu riechen. Ebenso selten sind Geschmacksempfindungen während des Trainierens.

Es liegt in der Natur des Übens, daß Begleiterscheinungen im psychischen Bereich besonders zu Beginn der Schwereübung auftreten können; im Verlaufe des weiteren Trainierens verlieren sie sich dann allmählich. Luthe schreibt, bei den Teilnehmern seiner Kurse seien Angstgefühle am häufigsten von allen psychischen Begleiterscheinungen, sie könnten sich auch erst nach dem Training zeigen.

Depressive, aber auch euphorische Zustände sind nicht selten. Ein Bedürfnis nach Zärtlichkeit oder nach Einsamkeit kann sich melden. Manchmal werden die Teilnehmer auch unruhig, so daß sie die Übung im Kurs von sich aus abbrechen.

Die autogenen Entladungen enthalten ein selbstheilendes Prinzip. Sie sind neutralisierende zentralnervöse Entlastungsvorgänge, die ganz wesentlich zur Normalisierung und Erholung beitragen können. Wenn das »autogene Prinzip« richtig abgestimmt wird, kann das Gehirn eine selbstheilende und autogen gesteuerte Entlastungsfunktion übernehmen.

## Visionäre und intellektuelle Begleiterscheinungen

Unter visionären Entladungen versteht man Symptome wie Licht- oder Dunkelheitserscheinungen, die häufig in Farbe auftreten, meist beweglich sind, aber auch stationär sein können. Je nachdem, aus welchem Hirnbereich sie entspringen, sind die visionären Erscheinungen verschieden. Sprühende Funken und flimmernde Lichtpunkte entspringen aus einem anderen Hirngebiet als Erinnerungsbilder oder Filmstreifen, die sich zu regelrechten »Cinerama-Produktionen« entwickeln können. Auch die affektbetonten Entladungen und psychischen Begleiterscheinungen, von denen schon die Rede war, gehören hierher.

»Konzentrationsschwierigkeiten« haben nach Luthe nahezu 50 Prozent der Kursteilnehmer. Unter einer »einströmenden Flut von Ideen und Gedanken« leiden sogar mehr als zwei Drittel. Konzentrationsschwierigkeiten wie einströmende Gedanken – Luthe nennt beide zusammen »intellektuelle Begleiterscheinungen« – nehmen ganz deutlich mit fortschreitendem Kursus ab. So haben bei Luthes Untersuchungen 45 Prozent während der Schwereübung Konzentrationsschwierigkeiten gehabt, bei der Stirnübung dagegen nur noch 7,1 Prozent, Verhältniszahlen, die in den meisten Kursen wohl nicht so positiv ausfallen dürften.

Die einströmenden Gedanken sind zum Teil als »Tagesrestdenken« zu verstehen, teils handelt es sich um persönliche Dinge, die man noch erledigen sollte, oder es kann sich auch um stereotypes Zwangsdenken handeln.

## Überraschende Begleiterfolge

Obwohl die autogenen Entladungen einen Sinn haben, werden sie dennoch meist als lästig empfunden. Jetzt soll nur ganz kurz auf Erfolge hingewiesen werden, die ursprünglich nicht von den Übenden angestrebt wurden. Solche Begleiterfolge überraschen aber nur den Nichtkundigen.

So schreibt eine 55jährige Sekretärin, sie sei zum AT-Kurs gekommen, »um besser mit seelischen Problemen fertig zu werden«. Für sie völlig »überraschend« traten aber mehr Erfolge auf, als sie »zu hoffen wagte«: »Der Gesundheitszustand ist besser geworden, vor allem die seelische Belastbarkeit. Probleme sind nicht mehr unannehmbar. Im ganzen ruhiger, besserer Schlaf. Wo sonst stundenlanges Wachliegen vorkam und die Probleme sich ständig vergrößerten, wurde baldiges Einschlafen durch das AT ermöglicht. Frischeres Arbeiten am Tage. Weniger schnell ermüdbar. Mehr Vertrauen in die Zukunft. Keine Angst mehr. Das Gefühl von größerer Kraft. Mehr Freude.«

»Am meisten hat mich beim AT frappiert«, notierte ein 48jähriger Orientalist, »daß meine kritische Einstellung keineswegs einen Erfolg unmöglich gemacht hat.« Seine Magendarmbeschwerden haben sich »schätzungsweise um 60 Prozent gebessert«. Seine Extrasystolen – unregelmäßiger Herzschlag – sind völlig verschwunden.

Ein 30jähriger Beamter hatte versucht, nach der für Ärzte gedachten Monographie von Schultz das AT zu erlernen. Es gelang ihm nicht. Jetzt lernte er die Übungen schon beim ersten Versuch und berichtet: »Allgemein beruhigende Wirkung auf das gesamte Nervensystem und den Kreislauf. Das habe ich besonders angenehm nach dem Trainieren während der Mittagszeit empfunden, es stärkt, beruhigt und gibt neue Kraft. Jetzt frei von Verstopfung. Bessere Durchblutung der Beine.«

Um ihre »Konzentrations- und Lernfähigkeit zu erhöhen«, war eine 48jährige Sachbearbeiterin aus einem Bundesministerium zum AT-Kurs gekommen. In den Fragebogen schrieb sie dann: »Ich bin sehr überrascht über die erstaunlichen Auswirkungen des AT. Als temperamentvoller und nicht besonders ausgeglichener Mensch brauche ich unbedingt eine Möglichkeit, mich immer wieder in den Griff zu bekommen. Das glückt mir jetzt. Beschwerden durch eine Schilddrüsenüberfunktionsstörung und durch einen niedrigen Blutdruck sind verschwunden.« Als formelhafte Vorsätze hatte sie gewählt: »Konzentriere mich leicht und lerne gut. Behalte alles.«

Ein hoher Ministerialbeamter bedauerte, daß er »erst mit 57 Jahren autogen trainieren gelernt habe. Wie hätte ich mir mein Leben erleichtern können! Verkrampfungen, psychische wie physische, sind verschwunden. Chronische Magenbeschwerden auf der Basis eines Magengeschwürs habe ich nahezu vollständig verloren. Ich bin jetzt endlich so, wie ich es mir immer vorgestellt habe: vollkommen gelassen – fast möchte ich sagen, überlegen.« Als formelhaften Vorsatz hatte er lediglich angewandt: »Ich bin vollkommen ruhig und gelassen.«

Ein 51jähriger Kaufmann gibt einen Bericht, der unter anderem wegen der Begleiterscheinungen hierher paßt: »Seit annähernd 20 Jahren leide ich nach einer durchgemachten Wirbeltuberkulose mit anschließender Entfernung der rechten Niere unter anderem an labilem Bluthochdruck und ungenügender Durchblutung der Füße und seit 10 Jahren an rezidivierenden Trigeminusneuralgien. Deshalb hatte ich schon vor längerer Zeit im Selbstunterricht mit dem AT begonnen, jedoch ohne ausreichenden Erfolg, d. h. bei Herz- und Atemübungen war ich blockiert. Im Lehrgang stellte sich mit der Fremdsuggestionsübung sofort Erfolg bei allen Übungen ein. Da jedoch das Herzerlebnis für mich beim autogenen Üben schmerzhaft ist und ein unangenehmes Druckgefühl auslöst – dies ist auch bei der Atemübung meist der Fall –, übergehe ich seit einiger Zeit diese beiden Übungen und lenke meine Gedanken nach dem Wärmegefühl in den Beinen unmittelbar auf das Sonnengeflecht und von dort auf die Wärmeempfindung im Nacken. Ich spare bewußt die ›kühle Stirn‹ aus, da meine Neuralgie durch Kälte provoziert wird. Eine Steuerung des Herz- und Atemrhythmus erreiche ich sehr leicht dadurch, daß ich meine kurzen, in der Regel nur aus ein oder zwei Wörtern bestehenden Formeln wie ›Ruhig – schwer – Füße – warm – Wärme strömt – Nacken warm – Kopf schmerzfrei‹ in meinen Funktionsablauf so einbeziehe, daß sie mit der Ausatmung ebenfalls abklingen.

Meine Erfolge kann ich nach diesen 7 Wochen kurz wie folgt zusammenfassen:

a) Die Übungsempfindungen treten inzwischen sehr schnell auf; auch das Wärmegefühl in meinen meist kalten Füßen.
b) Schon nach kurzer Zeit verspüre ich eine deutliche Beruhigung sowohl der Herztätigkeit und der Atmung als auch eine Entspannung im geistigen Bereich.
c) Damit parallel laufen Linderung und mitunter völliges Verschwinden meiner Trigeminusschmerzen, die trotz manueller Behandlung durch eine Gymnastin andauerten.«

## Gefahren

Die größte Gefahr beim AT ist ein ängstlicher oder kleinlicher und perfektionistischer Kursleiter. Ein solcher Typus findet sich unter Laien nur selten, unter den eigentlichen Fachleuten schon eher. Kursleiter, die unter sich selbst leiden, werden auch ihre Kursteilnehmer leiden machen.

Eine andere Gefahr ist, daß manche Kursleiter unter dem Deckmantel der Wissenschaft ihre eigenen Ideologien weitervermitteln. Die Kursteilnehmer sollten daher selbst kritisch genug sein und immer wieder konstruktiv hinterfragen, wenn sie Zweifel an den Aussagen ihres Kursleiters haben. An seiner darauf folgenden Reaktion erkennen sie auch, ob er gut oder weniger gut geeignet ist, solche Kurse zu geben.

Zahlreiche AT-Lernwillige werden auch wegen eines ungeeigneten Lehrstoffvermittlers entmotiviert. In einigen Sanatorien und Kliniken laufen lieblos Tonbänder ab, so daß die Patienten kaum noch den Mut aufbringen, ihrem Arzt/Psychologen individuelle Fragen zu stellen. Ob nicht auch die Desillusionierung eine Enttäuschung und damit für den einzelnen eine »Gefahr« ist?

Ebenso wie der Kursleiter eine Gefahr sein kann, bringt sich natürlich auch der Kursteilnehmer manchmal selbst in Gefahr, wenn er sich seinem Kursleiter nicht offenbaren mag oder wenn er zu verbissen/fehlerhaft/verspannt, vielleicht auch – in selteneren Fällen – einfach zuviel trainiert.

Jede gute Methode kann auch mißbraucht werden. Am häufigsten sind gesundheitliche Komplikationen durch falsch angewandte Atemmethoden. Die Kursteilnehmer sind gut beraten, wenn sie sich bei Unklarheiten mit ihrem jeweiligen Kursleiter kurzschließen.

Auf weitere Gefahren, beispielsweise daß man auch ein »eingebildeter Gesunder« werden kann, wurde schon hingewiesen.

## Übersicht: Autogenes Training, Unterstufe

| Übungsart | Übungsformel | generelle Wirkung | Begleiterscheinungen |
|---|---|---|---|
| + Ruhetönung | »Ich bin vollkommen ruhig und gelassen« | Allgemeine Beruhigung von Körper und Psyche | Erwartungssymptome |
| 1 Schwereübung | »Arm ganz schwer« | Muskelentspannung, allgemeine Beruhigung | Autogene Entladungen aller Art sind möglich. Nachwirkungen durch falsches Zurücknehmen |
| 2 Wärmeübung | »Hand ganz warm« | Entspannung der Blutgefäße, Beruhigung | Autogene Entladungen |
| 3 Herzübung | »Herz ganz ruhig und gleichmäßig« | Normalisierung der Herzarbeit, Beruhigung | Autogene Entladungen; durch Erwartungseinstellung und durch »Organerinnerung« können Organsymptome ausgelöst werden |
| 4 Atemübung | »Atmung ganz ruhig (und gleichmäßig)« | Harmonisierung und Passivierung der Atmung, Beruhigung | (wie oben) |
| 5 Leib- (Sonnengeflecht-) Übung | »Sonnengeflecht (Leib) strömend warm« | Entspannung und Harmonisierung aller Bauchorgane, Beruhigung | (wie oben) |
| 6 Kopfübung | »Stirn angenehm kühl«<br><br>»Nacken angenehm warm« | Kühler, klarer Kopf, Entspannung der Blutgefäße im Kopfgebiet, Beruhigung, Muskelentspannung im Nacken | Autogene Entladungen; gelegentlich Kopfschmerzen und Schwindel |

+ Die Ruhetönung kann nur bei gegebener Indikation als selbständige Übung angesehen werden; im allgemeinen gilt sie als »richtungweisendes Einschiebsel« im Sinne von Schultz.

# Autogenes Training – Oberstufe

Spontane Farb- und Bilderlebnisse kommen bei einigen Teilnehmern bereits in der Unterstufe vor. Da meine Oberstufenkurse zeitlich direkt vor denen der Unterstufe lagen, habe ich am Ende eines jeden Unterstufenkurses hin und wieder von einigen besonders eindrucksvollen Erlebnissen aus der Oberstufe berichtet – mit dem Ergebnis, daß die Zahl der Oberstufenerlebnisse bei Anfängern von etwa zwei auf fünf bis sieben Prozent stieg.

In Meditationskursen für junge Menschen konnte ich beobachten, daß jugendliche Anfänger fast ebenso viele Farb- und Bilderlebnisse haben wie AT-Erfahrene. Dennoch setze auch ich für die Teilnahme an einem Oberstufenkurs »eine vollständige, sichere und prompte Beherrschung der allgemeinen Technik der Unterstufe voraus« (Schultz).

Was versteht man unter einer »prompten Beherrschung«? Wer den Inhalt der Formeln in etwa einer Minute realisiert, erfüllt die Voraussetzungen zur Teilnahme. Einige Hörer schaffen die spezifische Umschaltung tatsächlich »schlagartig«. Sie schildern auffallend übereinstimmend ihren erreichten Zustand, in dem sie ihren Körper als warme und schwere Masse spüren, von der sich der kühle Kopf abhebt.

Im allgemeinen nehmen etwa 12 bis 18 Teilnehmer an unseren Kursen teil, manchmal sind es weniger, manchmal mehr. Üben auf unpassenden Schulbänken stört nur wenig; natürlich wäre es im Liegen angenehmer. Alle Teilnehmer berichten von ihren jeweils zwei oder drei Übungserlebnissen sowie Besonderheiten der häuslichen Übungen. Wenn die Übenden glauben, der Inhalt ihrer Übungserlebnisse sei zu persönlich, können sie im Anschluß an die Stunden mit dem Kursleiter unter vier Augen darüber sprechen. Die Teilnehmer der Oberstufenkurse kommen regelmäßiger zu den Übungsstunden als die der Unterstufe.

Man geht im allgemeinen im Oberstufenkurs individueller vor, die Teilnehmer können Vorschläge hinsichtlich der Wahl der Übungen machen. Wenn jemand ähnliche Verfahren (Meditationsformen, Yoga, Zen und andere) kennt – wie dies heute sehr häufig der Fall ist –, werden Vergleiche gezogen, oder es wird auch einmal nach den anderen Methoden geübt. Je nach der Zusammensetzung und dem Alter der Teilnehmer werden bestimmte Übungen bevorzugt, auch ihre Reihenfolge braucht nicht streng beachtet zu werden.

## Die Übungsfolge

Die Übungen beginnen damit, daß man schon am Anfang der jetzt verdichteten und zusammengezogenen Übungsformeln nach innen und oben blickt, wie es auch in alten Versenkungsmethoden praktiziert wird.

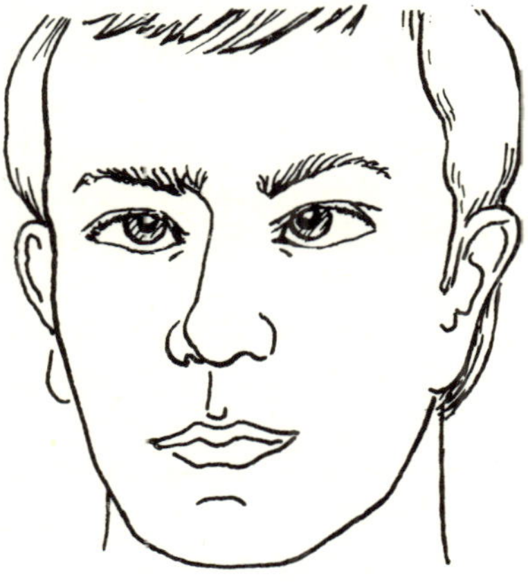

Kurzsichtige müssen dabei vorsichtig sein, sie werden lieber auf die Nasenspitze schauen. Sobald Mißempfindungen auftreten, wird man von dieser unterstützenden Maßnahme Abstand nehmen.

Die Übungsformel ist in allen sieben (oder acht) Doppelstunden die gleiche:

> »Ruhe – Schwere – Wärme (ich bin ruhig, entspannt, ganz warm) –
> Herz und Atmung ganz ruhig und gleichmäßig –
> Leib strömend warm – Stirn angenehm kühl –
> Gesichtszüge entspannt – Die Ruhe vertieft sich –
> Vor meinem inneren Auge entwickelt sich ein Bild . . .
> Die Ruhe wird tiefer und tiefer –
> Die Farben und Bilder werden deutlicher –
> Die Farben und Bilder stehen ganz klar vor mir«

Das Zurücknehmen erfolgt ebenfalls in immer der gleichen Weise:

> »Die Farben und Bilder ziehen sich allmählich zurück –
> Die Farben und Bilder werden undeutlicher –
> Die Farben und Bilder sind jetzt ganz und gar verschwunden.
> Ich nehme zurück:
> Recken – Strecken – alle ›Viere‹ von sich – Dehnen –
> und laut und vernehmlich gähnen«

Mit dieser Zurücknahme, wie sie bei der meditativen Form des Psychohygienetrainings üblich ist, sind in den vielen Jahren des Meditierens noch niemals Farben länger als 1 bis 3 Minuten zurückgeblieben. Natürlich kann man auch die alte und etwas längere AT-Zurücknahme wählen: »Ich zähle bis sechs, bei sechs fühle ich mich ganz frei und frisch und wohl – Eins: die Beine sind leicht – Zwei: die Arme sind leicht – Drei und vier: Herz und Atmung ganz normal – Fünf: Stirn hat normale Temperatur – Sechs: Arme fest, tief atmen und Augen auf.«

Insgesamt dauert die Übung etwa 10 bis maximal 20 Minuten. Man wird sofort zurücknehmen, wenn sich Mißempfindungen einstellen. In unseren Kursen verspürte keiner das Verlangen, länger als 15 Minuten zu üben, im Liegen wird aber die Zeit häufig überschritten. So spricht Schultz von einem »½- bis 1stündigen Verweilen in versenktem Zustande«.

Wir beginnen die erste Doppelstunde mit einer sehr bekannten Übung nach C. Happich, die auch im »Katathymen Bilderleben«, einem Symboldrama, eine wichtige Rolle spielt. Bei dieser Tagtraumtechnik des Göttinger Psychiaters H. Leuner stellt man sich eine grüne Wiese vor, achtet dabei auf das Wetter, die Jahreszeit, die Tiere und Menschen und vor allem auf die Begrenzung. Die Hörer werden gebeten, von der Wiese zu einem Bach zu gehen, in ihm zu baden und ihm anschließend bis zur Quelle zu folgen.

Dazu zwei Beispiele. Eine 16jährige berichtete: »Die Wiese war ganz und gar mit Stacheldrahtrollen umzäunt.« Ihr wurde geraten, beim nächstenmal nach einem Durchlaß Ausschau zu halten – aber da sah sie die Wiese von einer hohen Bretterwand umgeben. Bei der dritten Übung dieser Art fand sie schließlich ein kleines Tor und konnte nunmehr die Wiese verlassen und bachaufwärts gehen. Am Schluß des Kurses sah sie eine offene Wiese ohne Umgrenzung und fühlte sich »freier und gelöster«.

Ein 17jähriger Oberschüler: »Die Wiese war ein einziger Matsch . . . ich warf mich mit allen Kleidern in den Bach . . . die Quelle entsprang einer Kloake.« Wie man an diesem Bild erkennen kann, wollte er sich nicht entblößen – und um sich auch im übertragenen Sinne keine Blöße zu geben, blieb er nach diesem Erlebnis fort.

Schon an diesen beiden Beispielen erkennt auch ein Laie den Symbolcharakter dessen, was man alles bei einem meditativen Vorgehen sehen und erleben kann. Die bildhafte Meditation ist eine bewährte Form, um psychisch Gestörten relativ schnell zu helfen.

Als nächste Aufgabe wird die Lieblingsfarbe entwickelt; sie braucht nicht identisch zu sein mit der »Eigenfarbe«, die meist auch noch in der ersten Doppelstunde besprochen und erarbeitet wird.

Die zweite Stunde wird ebenfalls begonnen mit einer Übung aus dem Bereich des Symboldramas; beispielsweise wird die Aufgabe gestellt, im Bilderleben ein leerstehendes Haus vom Keller bis zum Boden zu untersuchen. Dazu ein Student, der gerade seine Dienstzeit bei der Bundeswehr absolvierte: »Im Hause entdeckte ich einen Tresor, mit einem Schneidbrenner schweißte ich ihn auf, sah viele kleine goldene Figuren, angelte sie mir heraus, steckte sie in die Tasche, verließ das Haus und sprengte es dann in die Luft.« Übungen dieser Art sind leicht; die Teilnehmer lernen dabei im allgemeinen auch schnell, den Symbolgehalt ihrer Bilder selbst zu deuten.

Als nächstes müssen sich die Übenden konkrete Dinge so plastisch wie möglich vorstellen: Blumen, Früchte, eine brennende Kerze, einen Anker, Menschen oder Landschaftsbilder. Manchmal ist es dabei angebracht, so lange zu warten, bis »etwas« auf der Leinwand der geschlossenen Augenlider erscheint.

In der dritten Stunde geht man zur Schau abstrakter Begriffe über. K. Thomas hat versucht, das Oberstufentraining zu systematisieren. Er unterscheidet Übungen mit der bildlichen Vorstellung von Frieden, Ruhe und Stille; Übungen zur Schau existentieller Werte wie Freiheit, Harmonie, Kraft, Gesundheit, Leben, Freude usw.; Übungen zur Schau geistiger Werte wie Glück, Gerechtigkeit, Güte, Schönheit usw. und schließlich Übungen zur Schau religiöser Werte wie Liebe, Glaube, Gnade u. a. Religiöse Erlebnisse sind bei tiefgläubigen Menschen ganz allgemein sehr häufig, bei den glaubensfreieren kaum seltener.

Die vierte Stunde dient der Charakter- und Persönlichkeitsbildung; dabei soll unter Charakter das mehr Statische, unter Persönlichkeit das mehr Dynamische verstanden werden.

Schon beim Erlernen der Grundstufe können richtig gewählte Vorsätze diese Arbeit unterstützen: »Ich bleibe vollkommen ruhig und gelassen; ich akzeptiere mich und die anderen« – »Laß die anderen, ich folge meinem Gewissen« – »Pflicht ist Freude« – »Ich setze mich durch« – »Ich entscheide mich schnell« usw.

Vielen hat der Vorsatz gut getan: »Ich bin mutig und frei und heiter; ruhig, gelassen, immer so weiter«.

Der Vorsatz »Ich sehe den anderen« kann bei psychisch Gestörten unter Umständen auch zu unangenehmen Reaktionen führen, so daß man gezwungen ist, ihn zu ändern – beispielshalber in das weniger aufdringliche »Vergiß den anderen nicht« oder »Ich bin wie du«. Oder den Bibelsatz »Liebe deinen Nächsten wie dich selbst« in freierer Übersetzung: »Ich lasse den anderen gelten, denn er ist wie ich«.

Aber in der Oberstufe sollen Bilder »geschaut« werden. Bei den Übungen zur vertieften Selbsterkenntnis, die in der vierten Stunde durchgeführt werden, entwickelt man Bilder, die einem zeigen, »wer ich bin«, »was ich eigentlich suche«, »worin ich mich ändern soll«. In

Abänderung des über dem Apollotempel von Delphi stehenden »Erkenne Dich selbst« sagt man »Ich erkenne mich selbst« oder »Wer bin ich?«

Man kann dann als Antwort auf diese Frage Bilder sehen, die symbolhafte Tiere darstellen, Personen oder auch Gegenstände. Ein Personalchef sah hier eine schleichende Katze, ein Schüler seinen berühmten Großvater, eine Hausfrau und eine Schülerin unabhängig voneinander eine Muschel, die eine große Perle umschloß.

Ganz wesentlich ist nun bei allen Übungen, daß man auch wirklich Konsequenzen aus dem Geschauten zieht. Denn ohne Konsequenzen, ohne Tat, ohne anschließende Folgerung mit Vorsatzgebung bleibt alles Meditieren im AT ein steriles akademisches Unterfangen.

Auch bei den anderen Übungen der vierten Stunde, die die Selbstverwirklichung zum Ziel haben, kann man Bilder entstehen lassen, die einem zeigen, »wie ich Frieden mit mir selbst schließe«, »wie ich mich annehmen kann«, »wie ich so werden kann wie . . .«, »was ich sein sollte«, »was ich werden sollte« usw.

In der fünften Stunde führt »der Weg auf den Meeresgrund«. In Anbetracht der lauernden Gefahren in der Tiefe des Meeres sagt man den Teilnehmern, sie hätten in der rechten Hand einen Zauberstab, mit dem jede Gefahr abgewendet, jedes Ungeheuer verwandelt und jeder verschlossene Zugang geöffnet werden kann. Ebenso können die Übenden mit Hilfe des Stabes Licht hervorzaubern, das auch das tiefste Dunkel erhellt. Bei Bedarf können sie auch Tauchapparate oder Mini-U-Boote herbeischaffen. Sie sind also für die Wanderung auf dem Meeresgrund so gut ausgerüstet, daß sie alle ohne Angstgefühle den ungewohnten Weg in die Tiefe antreten können.

Von den vielen positiven Ergebnissen solcher Übungen sei nur das Abreagieren von Aggressionen erwähnt. Viele Teilnehmer haben erfolgreiche Kämpfe bestanden, Riesenkraken in die Flucht geschlagen, angriffslustige Haie »aufgeschlitzt« und sogar Schiffe versenkt. Einige haben ihre Aggressionen – auch gegenüber sich selbst – auf eine friedlichere Weise abreagiert, indem sie unter Wasser Tang und Schlingpflanzen ernteten oder Korallen sammelten.

»Der Weg auf die Bergeshöhe« in der sechsten Stunde ist wie die Meereswanderung eine vertikale Richtungsvorstellung, die meist leicht zu realisieren ist. Als Zusatzaufgabe gilt die Erforschung einer

Höhle, vor der ein weiser alter Eremit sitzt. Seitdem ein Briefträger einmal beim Eindringen in diese Höhle von einer Meute Hunde attackiert wurde, empfehle ich grundsätzlich die Mitnahme des Zauberstabes. Er kann auch den Aufstieg zum Gipfel erleichtern.

Das Gespräch mit dem alten weisen Menschen ist gerade für junge Leute oftmals außerordentlich wohltuend. Ein 15jähriges Mädchen fragte bei allen ihren privaten Entscheidungen erst den Eremiten, der als Verkörperung des Gewissens gelten soll. »Er ist der einzige, mit dem ich ein ehrliches Gespräch führen kann«, sagte sie.

Ein 17jähriger Lehrling, der wegen psychischer Auffälligkeiten am Kurs teilgenommen hatte, sah die Bergeshöhe als »eine dunkle schmierige Masse, aus der ein Kegel von gelber Farbe herausragte; auf dessen Spitze stand ein Kreuz«.

In der letzten Stunde schließlich gehen wir auf die Frustrationen, die Spannungen, die ursächlichen Faktoren der Beschwernisse ein, von denen die Teilnehmer geplagt werden. Die Bildvorstellungen lauten dann etwa: »Vor meinem inneren Auge entwickelt sich ein Bild; das Bild zeigt mir die Gründe meiner Angst (Frustrationen, Spannungen usw.).«

Weiter kann man Situationen aus der Vergangenheit wiedererstehen lassen, beispielsweise aus dem Elternhaus; oder man »stellt den Beginn seines Leidens ein«, das erste Auftreten des Leidens; oder man beobachtet, was alles aus einem Vulkan herausgeschleudert wird; oder man sieht sich im Spiegel; oder man sucht wieder ein Gespräch mit dem Über-Ich, den »inneren Dialog« mit dem weisen alten Menschen. Gerade die letzte Übung führen wir mindestens zweimal durch, damit die Teilnehmer sie wirklich beherrschen und sich in Notfällen dieser Methode erinnern.

Wer sich selbst schauen will, seine positiven und negativen Seiten erkennen will, kann dies kaum besser und einfacher als mit der »aufdeckenden«, der tiefenpsychologischen Methodik der Oberstufe, die – wie die Teilnehmer selbst feststellen – das ganze Gegenteil von der »zudeckenden« Methode der Unterstufe ist. Die Oberstufe ist tatsächlich die »reinste Form der tiefenpsychologischen Auseinandersetzung eines Menschen mit dem anderen und mit sich selbst«, wie der Hamburger Arzt H. Hengstmann schreibt. Und man muß ihm beipflichten, wenn er hinzufügt: »Das AT irrt nicht in dem, was es aussagt, sondern in dem, was es verschweigt; es kann nämlich noch viel mehr, als es aussagt.«

## Ausblick

Der Krankenstand wird in Zukunft kaum niedriger werden, wenn wir nicht eine wirkungsvollere Gesundheitserziehung betreiben. Die sogenannten Zivilisationsleiden und -erscheinungen werden in Zukunft kaum abnehmen. Das AT kann hier, wie wir gesehen haben, in verschiedener Hinsicht helfen. Es kann eine angeschlagene Gesundheit wiederherstellen oder mangelnde Gesundheit komplettieren. Es kann vor allem aber den Menschen wieder zur Besinnung bringen, zur Klarheit über sich selbst und ihm damit den Schlüssel zum Mitmenschen, zur Mitmenschlichkeit an die Hand geben. Und was wohl ebenso wichtig ist: Es vermag den »veralteten« Menschen zu modernisieren und ihn in die Lage zu versetzen, sich seinen technischen Errungenschaften besser anzupassen.

# Verwandte Methoden

Das Leben – und damit auch die Wissenschaft – ist eine Kontinuität. Neue Ideen basieren stets auf Gedanken anderer. Das schmälert aber nicht den Verdienst der Forscher. Schultz hat nie ein Hehl daraus gemacht, daß das AT von der »Mutter Hypnose« abstammt. Ebenso hat er nicht geleugnet, daß auch O. Vogts Forschungen ihn beeinflußt haben. Es ist nun nicht möglich, die ganze Verwandtschaft des AT – im Grunde hat es natürlich Berührungspunkte mit allen suggestiven und entspannenden Methoden – an dieser Stelle zu würdigen, vielmehr möchte ich mich beschränken auf die bekannteren Methoden.

## Couéismus

Den Älteren ist das System des französischen Apothekers Emile Coué (1857–1926) noch in guter Erinnerung. Es gehört zu den »passiv autosuggestiven und entspannenden Methoden«, die früher einmal eine sehr große Rolle spielten. Coués Bedeutung beruht darauf, daß er von neuem auf die für die Gesundheit so wichtige autosuggestive Behandlung aufmerksam machte. Zweifellos hat er mit seiner stark suggestiv wirkenden Persönlichkeit sowie mit den »Vorsätzen«, die seine Hörer genau wie beim AT in der entspannten Einschlafstellung, aber natürlich auch in anderen Haltungen, »herunterleiern» mußten, große Erfolge erzielt. Seine Sätze »Tous les jours, à touts points de vue, je vais de mieux en mieux« und sein »Ça passe, ça passe« gingen um die ganze Welt (»Von Tag zu Tag, in jeder Hinsicht, geht es mir besser und besser« und »Das geht vorbei, das geht vorbei«).

Wie alle »Massenheiler« nahm er keine Rücksicht auf die Art der

Krankheiten. Das hatte jedoch einen großen Nachteil, vor dem ich schon warnte: Beginnende schwere Erkrankungen können auf diese Weise eine Zeitlang unerkannt bleiben, der günstigste Zeitpunkt für eine Operation wird vertan.

Coué unterstrich wieder und wieder einen altbekannten Erfahrungssatz: »Lernen Sie es, sich selbst zu heilen, Sie können es; ich habe nie jemanden geheilt. In Ihnen liegt die Möglichkeit; rufen Sie Ihren Geist zu Hilfe, lassen Sie ihn Ihrem körperlichen und seelischen Wohl dienlich sein, und er wird dasein, wird Sie heilen; Sie werden stark und glücklich sein.« Wer an sich selbst glaubt, hat auch »das Werkzeug zur Heilung« in sich, betonte er. Obwohl er keine neuen Gedankengänge bringt, bleibt es sein Verdienst, darauf aufmerksam gemacht zu haben, daß jeder selbst zu seiner Gesundung beitragen muß. Ein solcher starker gesundheitserzieherischer Impuls ist von keinem seiner zahlreichen Kritiker ausgegangen.

Das Versäumnis Coués wollte der Arzt E. Jolowicz vermeiden. Er stellte zuerst die Diagnose und ließ seine Patienten dann für ihre Leiden schlagzeilenähnliche Vorsätze finden. Die Form der Vorsatzbildung gleicht also bei ihm der des AT.

## Progressive Relaxation

Es gibt zahlreiche kollektive, passiv autosuggestive und entspannende Methoden und naturgemäß noch mehr individuelle, die uns aber hier nicht interessieren. Bei den aktiven Übungen nun spielt das AT, was seine Verbreitung im deutschsprachigen Raum betrifft, eine beherrschende Rolle. Im englischen Sprachraum ist die Entspannungsmethode von Professor Edmund Jacobson aus Chikago, die »progressive Relaxation«, bekannt. Gemeint ist eine fortschreitende Muskelentspannung.

Das Ziel der Entspannungsmethode von Jacobson ist das Erlernen des systematischen Entspannens, als dessen Folge das Vegetativum harmonisiert wird. Wichtigste Indikation sind Schlafstörungen. Die Entspannung wird in sechs Schritten geübt, beginnend mit den Armen, gefolgt von den Beinen, der Atmung, der Stirn, den Augen und schließlich von den Muskeln der Sprechorgane. Durch diese fortschreitende Entspannung verschwinden viele Symptome und Leiden; denn psychische Störungen gehen meist mit einer gesteigerten Verkrampfung einher. Aber auch Einzelübungen aus der progressiven Muskelentspannung können – ähnlich isometrischen Übungen – im Rahmen des AT zur schnelleren Realisierung des Schweregefühls angewendet werden, wie schon erwähnt wurde. Um die Muskelentspannung, die Schwere oder das Eigengewicht der Muskeln zu spüren, hat es sich bewährt, die Unterarme für 4–5 Sekunden auf die Oberschenkel zu pressen, so daß man anschließend sofort die reaktive Muskelentspannung wahrnimmt.

## Psychohygiene-Training

Einigen AT-Kursteilnehmern fällt es schwer, die Entspannung gut oder überhaupt zu erlernen. Für diese Gruppe habe ich seit Anfang der siebziger Jahre versucht, das AT wirkungsvoller und zugleich leichter erlernbar zu machen. Erinnern wir uns: das AT ist vorwiegend eine autosuggestive Methode, wie sein ursprünglicher Name »Autosuggestive Selbstentspannung« es auch ausdrücken wollte. Das Psychohygiene-Training ist natürlich ebenfalls autosuggestiv, doch bei ihm wird die Selbstentspannung verstärkt durch die sogenannte »PT-Atmung« sowie durch eine intensivere Hinwendung zum eigenen Körper, der Körpergefühlsübung, wie sie in ähnlicher Form im Yoga-Nidra gelehrt wird. Die PT-Atmung kann im Gegensatz zum AT als einzige Entspannungsmethode auch im Streßgeschehen, beispielsweise während einer Prüfung, eines schwierigen Gespräches oder einer Konferenz unbemerkt und doch mit Erfolg vorgenommen werden (siehe das Buch »Einfach entspannen« im Mosaik-Verlag). Ebenso läßt sich die PT-Körpergefühlsübung isoliert anwenden, insbesondere bei Schlafstörungen. Man kann das PT auch als ein modifiziertes AT bezeichnen. Zahlreiche Empfehlungen aus dem PT können mit großem Nutzen auch in das AT integriert werden.

Den Begriff Psychohygiene-Training hatte ich gewählt, weil ich an der Universität in Bonn viele Jahre lang Vorlesungen über Psychohygiene gehalten habe. Dabei stand einerseits die Lehre von der psychischen Gesundheit im Mittelpunkt, zum andern aber ein eigenes Entspannungstraining, das später den Namen Psychohygiene-Training erhielt. Das Ziel ist bei allen Entspannungsmethoden selbstverständlich stets gleich: die Entspannung. Die Wege zu diesem Ziel sind verschieden. Dem einen liegt der enge Weg des AT mehr, einem anderen gefällt der geräumige Weg des PT besser. Wer mit seiner Freiheit gut umgehen kann, der fühlt sich schnell im PT zu Hause, wer aber nach Überschaubarkeit und Sicherheit trachtet, wird sich lieber streng an das AT halten. Aber das sind natürlich Pauschalhinweise, denn welche Entspannungsmethode letztendlich für den einzelnen besonders gut geeignet ist, hängt mehr von der Person und weniger vom Kursleiter ab.

## Gymnastik

Daß man auch durch eine entspannende Gymnastik ein »ganz anderer Mensch« werden kann, ist nicht allein den Krankengymnastinnen und Gymnastiklehrerinnen bekannt. »Der gespannte Mensch ist isoliert«, deklamierte ein Gymnastiklehrer mit Recht bei jeder sich bietenden Gelegenheit. Eine erfolgreiche Gymnastik unterstützt und fördert den mitmenschlichen Kontakt; durch die körperliche Entkrampfung kommt es auch zu einer psychischen Gelöstheit.

Die Lockerung der Muskeln äußert sich, wie wir bereits wissen, in jedem Fall auch in der ganzen Haltung. Der Mensch wandelt sich. Nicht allein die Muskeln werden gelockert, der ganze beseelte Organismus wird beeinflußt. Eine Einflußnahme auf nur einen Teil des Körpers ist gar nicht möglich. Daher empfehle ich in meinen Lehrgängen stets, unterstützend zum AT auch Gymnastikkurse zu besuchen. Heute gibt es kaum noch Gymnastikstunden, in denen nicht die eine oder andere Yogaübung aus dem Entspannungsyoga zu finden ist.

## Yoga

Aber mit dem Yoga hat das AT mehr gemeinsam als die Entspannung. Was heißt Yoga? In dem Sanskrit-Wort »Yoga« ist unser Wort »Joch« enthalten; es bedeutet soviel wie Anschirrung. Alles, was den Menschen anschirrt, unfrei macht – die Triebe, Leidenschaften, neurotische Einstellungen etc. –, soll durch Yoga beherrscht werden. Yoga hat sich aus der indischen Philosophie und letzten Endes aus den Veden entwickelt. Veda heißt Wissen; die Lehren der Veden sind die ersten indischen Literaturaufzeichnungen.

Yoga ist eine indische Geistesrichtung. Sie will durch bestimmte Körperhaltungen sowie durch innere Sammlung höhere Bewußtseinszustände erreichen und den Yogin, den Yogatreibenden, vom Einfluß der Umwelt frei machen. Der indische Fachmann A. C. Bhaktivedanta Swami schreibt dazu: »Yoga ist das verbindende Glied zwischen der Seele und der Überseele, zwischen dem höchsten Lebewesen und den winzigen Lebewesen.« Und weiter heißt es bei ihm zum Thema »Yoga und der Meister des Yoga«: »Es gibt verschiedene Arten des Yoga. Yoga bedeutet das System, und Yogi ist die Person, die dieses System ausübt. Das Ziel des Yoga, das endgültige Ziel, besteht darin, Krischna zu erkennen.«

In den Yogatexten werden verschiedene Stufen, »Angas«, genannt. Die letzte Stufe ist die Versenkung, das Samadhi, in dem man eins wird mit dem Objekt seines Denkens, seiner Konzentration, seiner Meditation. Dieses Stadium erreichen nur wenige. Das AT kann ebenfalls ein Weg dorthin sein: Als ich am Ende der Faltbootfahrt durch dauerndes autogenes Trainieren, wahrscheinlich aber auch infolge extremer Gewichtsabnahme und der stürmischen Umgebung, in einen Zustand geriet, in dem ich nichts mehr hören und sehen konnte, keine Schmerzen und Sitzbeschwerden mehr hatte, völlig ichlos geworden war, so daß ich nicht einmal mehr meinen Namen wußte, hatte ich diese letzte Stufe erreicht. Ich befand mich in dem Nirwana-Stadium, wie es im Buddhismus heißt, oder, wie die christlichen Mystiker es ausdrückten, in einem Zustand der Unio mystica; ich war eins geworden mit dem Meer.

## Zen

Im japanischen Zen heißt dieses höchste Meditationsziel »Satori«. Es ist die Erleuchtung, »das Erreichen eines neuen Blickwinkels«. Der Zenschüler lernt sich konzentrieren wie kaum ein anderer; stundenlang, tagelang, ja wochenlang konzentriert er sich auf das Nichts. Im Zen wird die Konzentration, die Ruhe ein intensives Tun, eine Leistung; es ist die berühmte »Stille, die allen Lärm durchbricht«.

Die japanischen Sportler aber bereiten sich seit vielen Jahren auf Wettkämpfe, unter anderem auch auf die Olympischen Spiele, größtenteils mit dem AT vor. Ebenso, und das ist besonders interessant, betreiben indische Psychiater in der Regel AT und kein Yoga, wie Kenner indischer Verhältnisse berichten.

Viele Methoden haben sowohl mit der Unter- als auch mit der Oberstufe des AT Gemeinsamkeiten. »Fragen an das Unbewußte« kann man in der Unter- wie in der Oberstufe stellen. Sie sind aus der Religionspsychologie bekannt. Wer mit diesen Fragen Erfahrungen hat, akzeptiert oftmals die Antwort aus seinem Unbewußten, als käme sie aus einer höheren Welt. In seiner »Psychologie der religiösen Mystik« schreibt James H. Leuba: »Erst wenn der menschliche Wille zu streben aufhört und sich dem göttlichen Willen unterwirft, wird es Gott möglich, sich mitzuteilen.«

Noch einmal darf ich darauf aufmerksam machen, daß auch ich vor der Faltbootfahrt wochenlang versucht hatte, mein Unbewußtes durch die Fragen »Komme ich an?« und »Ist die Fahrt auch gerechtfertigt?« zu einer Aussage, zu einer Er-öffnung, zu bewegen. Die Antwort – wahrscheinlich wird das nur jemand verstehen, der ähnliches erlebt hat – war ein »kosmisches« Sicherheitsgefühl: Ich »wußte«, daß ich drüben heil ankommen würde. Daher halte ich es auch für vertretbar, die Kursteilnehmer auf die Möglichkeit hinzuweisen, bei schwierigen Lebensproblemen bewußt den Kontakt zum Unbewußten zu suchen. Viele Hörer haben mir bestätigt, daß ihnen diese Art der Innenschau geholfen habe.

Ebenso wie man Yoga oder Zen ein Leben lang betreibt, sollte man auch sein ganzen Leben hindurch autogen trainieren. Es dient der Vervollkommnung des einzelnen und damit auch der Gesellschaft.

# Literaturauswahl


Alexander, F., Psychosomatische Medizin, de Gruyter, Berlin, 1971
Berchem, K.-E. Frh. v., Der Mensch in der Katastrophe, DRK, Bonn, 1971
Biermann, G., Autogenes Training mit Kindern und Jugendlichen, E. Reinhardt, München, 1978
Clausner, G., Psychotherapie-Fibel, Thieme, Stuttgart, 1967
Delay, J. und Pichot, P., Medizinische Psychologie, Thieme, Stuttgart, 1973
Delius, L. und Fahrenkrug, J., Psychovegetative Syndrome, Thieme, Stuttgart, 1966
Diamond, J., Der Körper lügt nicht, Verlag für Angewandte Kinesiologie, Freiburg, 1983
Freud, S., Abriß der Psychoanalyse, Fischer, Frankfurt, 1956
Happich, C., Anleitung zur Meditation, Roether, Darmstadt, 1948
Hoffmann, B., Handbuch des autogenen Trainings, dtv, München, 1977
Isbert, O. A., Heilkraft im Yoga, Drei Eichen, München, 1964
Langen, D., Die gestufte Aktivhypnose, Thieme, Stuttgart, 1969
Langen, D. und Spoerri, T. (Hgb.), Hypnose und Schmerz, Karger, Basel, 1966
Lebert, N., Psychopotenz, Mosaik, München, 1969
Levi, L., Streß, Musterschmidt, Göttingen, 1964
Lindemann, H., Allein über den Ozean, 3. A., Edition Maritim, Hamburg, 1985
Lindemann, H., Einfach entspannen, Psychohygiene-Training, 2. A., Mosaik, München, 1984
Lindemann, H., Antistreßprogramm, 6. A., Heyne TB, München, 1984
Luthe, W., Autogenes Training, Correl. Psychosomat., Thieme, Stuttgart, 1965
Mitscherlich, A., Krankheit als Konflikt, Suhrkamp, Frankfurt, 1968
Schultz, J. H., Die seelische Krankenbehandlung, Fischer, Stuttgart, 1963
Schultz, J. H., Das Autogene Training, Thieme, Stuttgart, 1951

Schultz, J. H., Lebensbilderbuch eines Nervenarztes, Thieme, Stuttgart, 1964
Selye, H., Streß beherrscht unser Leben, Econ, Düsseldorf, 1957
Simonton, O. C. et al., Wieder gesund werden, Rowohlt, Hamburg, 1982
Spoerri, T., in: Hypnose und Autogenes Training in der psychosomatischen Medizin, Hippokrates, Stuttgart, 1971
Thomas, K., Praxis der Selbsthypnose des Autogenen Trainings, Thieme, Stuttgart, 1972
Wallnöfer, H., Seele ohne Angst, Hoffmann und Campe, Hamburg, 1969
Zimbardo, P. G. und Ruch, F. L., Lehrbuch der Psychologie, Springer, Berlin, 1978

# Register